初心者にもできる質問紙・インタビューガイドのつくり方

看護・医療系研究のための アンケート・面接調査ガイド

著

前香港大学医学部社会医学系
土屋雅子

社会保険船橋中央病院健康管理センター
齋藤友博

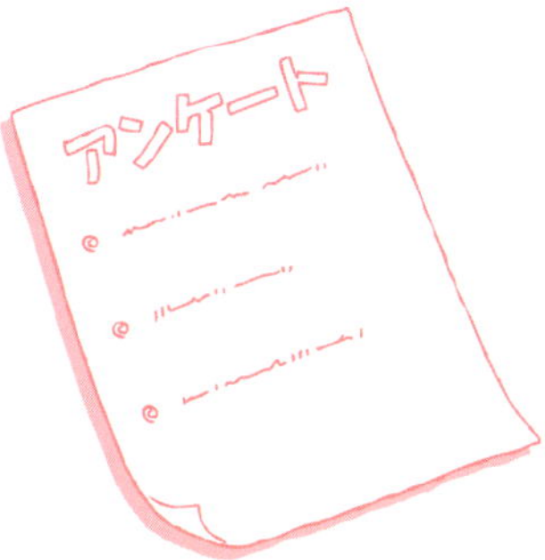

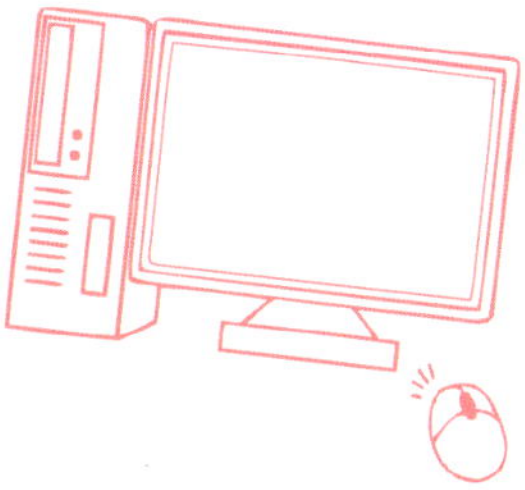

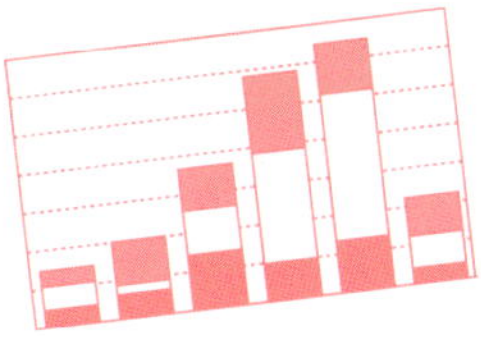

診断と治療社

著者プロフィール

土屋　雅子（つちや　みやこ）

［執筆担当：「研究ってどうやって行うの？」，第Ⅰ章，第Ⅱ章，第Ⅲ章A，B（「調査対象者」～「予定している統計解析・質的分析法」），第Ⅳ章，第Ⅴ章，第Ⅵ章B，第Ⅶ章B，第Ⅷ章A，B，付録，MEMO］

2008年英サウスハンプトン大学大学院心理学研究科博士課程修了．心理学博士．慶應義塾大学文学部卒業後民間企業勤務を経て，加マギル大学文学部，英サウスハンプトン大学大学院修士課程にて心理学・健康心理学を修める（Master of Sciences in Health Psychology）．国立小児病院研究所疫学研究室の研究助手として疫学研究に従事．香港大学医学部社会医学系の助手として，問題に基づく学習演習（PBL），産科・小児科合同演習，医学部生・看護学部生合同演習，および健康心理学関連の講義を担当．また，行動科学研究班，精神腫瘍学研究班に所属し，面接調査法による国際疫学研究，質的面接調査による受診行動研究に従事．その後，千葉大学大学院看護学研究科のサポートグループの評価研究および運営に参画．現在，国立がん研究センターがん対策情報センターがんサバイバーシップ支援部．

専門分野：精神腫瘍学，応用行動科学，疫学，尺度開発など

関心事：量的・質的研究の協同的調査研究，社会相互作用理論の応用的研究，乳がん患者およびサバイバーへの心理社会的支援，リンパ浮腫の予防行動を促進するプログラム開発，異文化研究など

所属学会：日本がん看護学会，日本健康心理学会，英国心理学会

齋藤　友博（さいとう　ともひろ）

［執筆担当：第Ⅲ章B（「研究デザイン」，「調査対象数はどれぐらい必要か」～「調査研究時および終了後のデータの扱い方」），第Ⅲ章C，第Ⅵ章A，第Ⅶ章A，第Ⅷ章C，D，COLUMN］

1973年群馬大学医学部卒．1975年米ハーバード大学院修了（Master of Public Health および Master of Science）．1983年医学博士取得（自治医科大学）．

東京都立築地産院小児科，英バーミンガム大学社会医学，自治医科大学衛生学および小児科（併任），神奈川県平塚保健所および神奈川県立こども医療センター（併任），産業医科大学，国立小児病院，国立成育医療センター，永井産科クリニックを経て現職（社会保険船橋中央病院健康管理センター医師）．臨床医として小児医療，公務員として保健行政，研究者および衛生・公衆衛生学講師・教授として研究・教育などに従事．国際活動として WHO 専門家諮問委員会に参加，国内・国際学会，和文・英文著書論文多数発表．

研究分野：先天性疾患マススクリーニング戦略，小児白血病の多施設共同臨床試験，生活習慣病家族歴の定量的評価法開発，電磁界の小児への健康影響など

日本小児科学会認定専門医．日本疫学会評議員，International Epidemiological Association 会員等．サンケイスカラシップ同窓会副会長，British Council Japan Association 会長などを歴任．

はじめに

看護・医療分野では日常的にアンケート調査研究が行われています．大規模な面接調査研究はそれほど多くありませんが，小規模な面接調査研究は決して少なくありません．今後，このようなアンケート・面接調査研究がますます増えていくことが予想されます．

しかし，この分野でのアンケートや面接調査研究の進め方に関する指南書，マニュアルは意外と少ないのです．このような調査研究を始めるにあたって，きちんと科学的に行おうとしても参照する専門書が見あたらず，多くのアンケート調査はすでに行われたものを参考に，見よう見まねで行われているのが現状です．このため，せっかくの研究が質の低いものとなってしまっているのをよく目にします．「少しの手引き，助言があればとてもよい研究になるのに」と，そのたびにとても惜しく思っていました．そこで，看護・保健あるいは社会科学分野の研究をこれから始めようとされている医療・保健・福祉従事者，若手研究者，学生向けに入門書があればという思いから生まれたのが本書です．すでに調査研究の経験をある程度積まれた方にも補習として役立つよう配慮しました．

本書の構成に沿って読み進めていただくと，研究の流れが把握でき，そのまま実行に移せる仕組みになっています．現場での疑問の種を育て研究テーマを見つけだすことから始まり，それを研究可能な形にする準備段階，続いてデータ収集，データ整理と解析を行う実施段階，そして研究成果の発表を行う最終段階までを解説しました．ある程度経験のある方は各段階を個別に参照することも可能です．

駆け足での解説という感もありますが，専門的な詳細部分は各章末にあげた参考文献を参照していただくことにして，本書では各段階でのポイントに焦点を絞りました．初学者向けということで，できるだけ専門用語の使用は避けるよう努めましたが，どうしても必要あるいは内容が難しい箇所には側注で説明を加え，読みやすさに配慮しました．また，研究過程がイメージしやすいように図や画像を活用しています．

そして，本書の際だった特徴は，量的研究と質的研究の両手法を比較できるよう工夫したこと，筆者らが実際に使用した質問紙・インタビューガイドを示してその作成方法について詳細に解説したこと，実際に使用した調査依頼文，同意書，質問紙，面接調査で得たデータを付録として収めたこと，データ整理や統計解析および結果解釈をするうえで見落とされやすい注意点に言及したことです．

初学者向けとはいえ，本書には筆者らが実際に行った大規模および小規模のアンケート調査研究と面接調査研究を通じて得たノウハウが詰め込まれています．皆さんにとって本書が研究との出会いになり，またさらなる発展の礎になりましたら，筆者としてはこの上ない幸せです．

2010 年 11 月

土屋　雅子
齋藤　友博

研究ってどうやって行うの？

はじめに，“臨床現場での皆さんの疑問をどのように膨らませて研究テーマを見つけていくのか”という研究の第一歩から“研究成果の発表”までのプロセスをフローチャートで紹介します．

研究の準備段階として，**第Ⅰ章**で，臨床現場での皆さんの疑問をどのように膨らませて研究テーマを探しだすのか，過去に行われている研究の調べ方，皆さんの研究テーマおよび研究の意義とは何か，研究目的設定の仕方などを紹介します．そして，**第Ⅱ章**では，研究目的にみあった研究手法の選び方について述べます．**第Ⅲ章**では，皆さんが設定した研究目的を実行可能な形へと変換させる，研究計画書の作成についてふれます．そのなかで，研究デザインの選び方，調査対象者の選定の仕方，データ集積方法（アンケート調査や面接調査），倫理的配慮など，どのような項目を事前に決定する必要があるのか，またそれらを決定するための必要な知識について学びます．また，**第Ⅳ章**では本書の副題にもなっています，調査道具としての「質問紙」「インタビューガイド」の作成方法について詳しく紹介します．そして，実際に調査を実施するにあたり用意すべき書類（研究協力の依頼文，同意書，質問紙）の見本を**付録１～３**に載せてあります．

調査実施段階として，**第Ⅴ章**では，アンケート調査・面接調査を行う際の注意事項をあげてあります．

調査結果をまとめる段階として，**第Ⅵ章**では，収集したデータの整理法（数量化データ・文字テキストデータ）について，**付録３・４**に掲載されている質問紙の見本・逐語録の見本を使用して解説しています．そして，**第Ⅶ章**では，数量化データ・文字テキストデータを分析・解釈するにあたっての注意点を述べています．最後に，**第Ⅷ章**では，皆さんの研究成果の発表の場を学会発表・論文発表に分け，それぞれのポイントをまとめました．さらに調査対象者への報告についても言及しています．

本書は研究立案から結果発表までを順を追って説明しています．はじめから最後まで目を通して，全体の流れを見てもいいですし，皆さんが必要な章・節を集中的に読んでもよいでしょう．

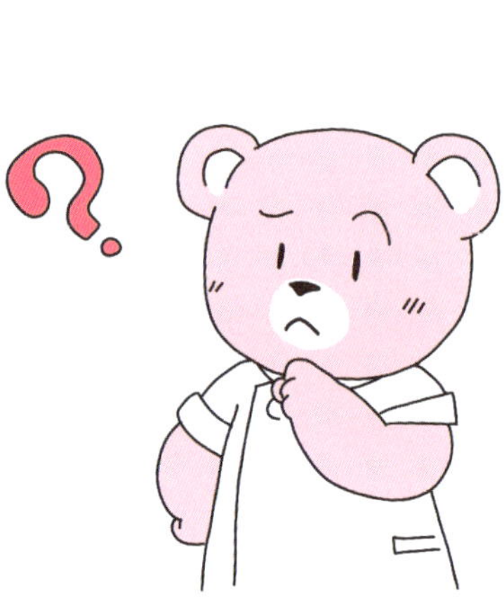

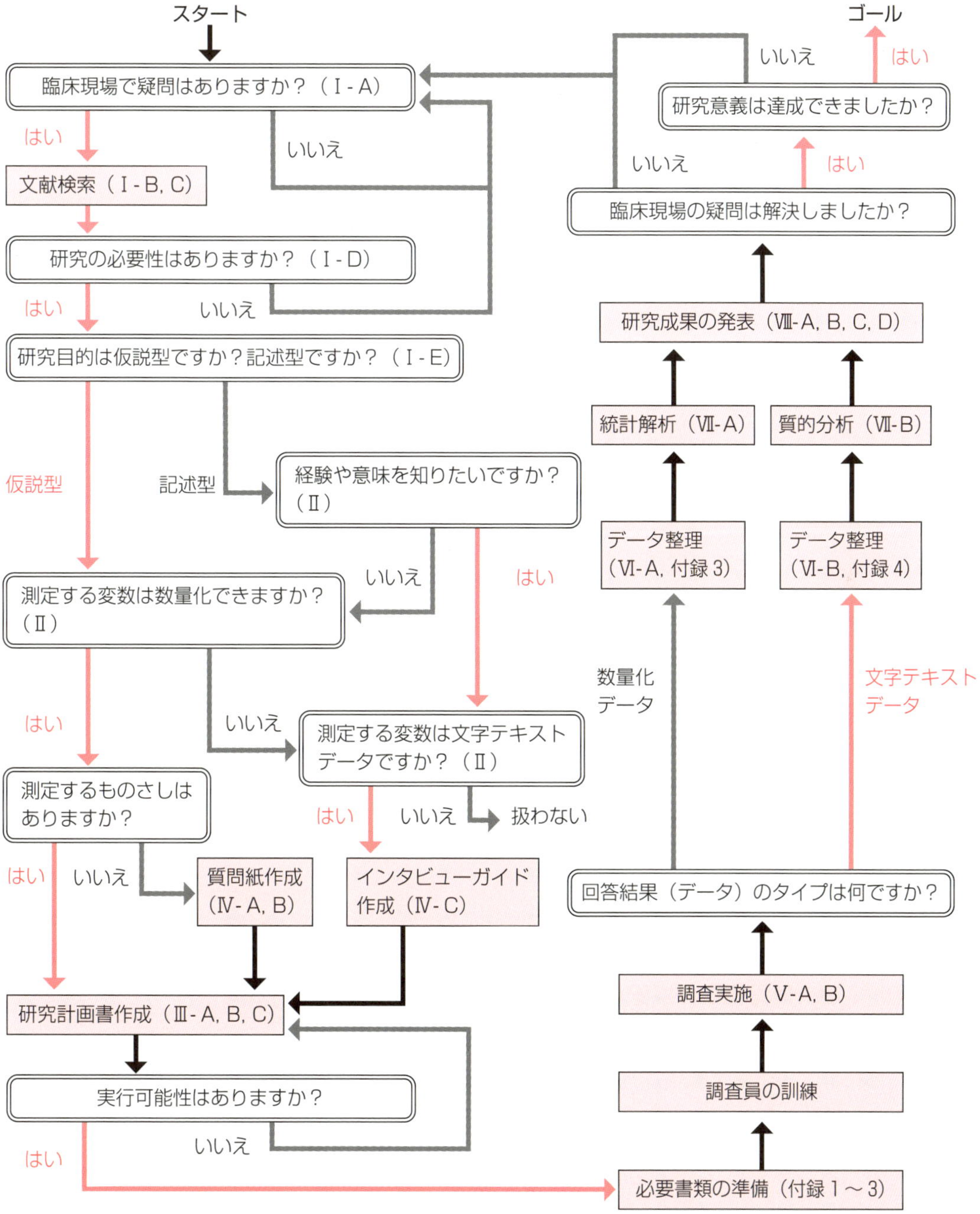
スタート
臨床現場で疑問はありますか？（Ⅰ-A）
はい
いいえ
文献検索（Ⅰ-B, C）
研究の必要性はありますか？（Ⅰ-D）
はい
いいえ
研究目的は仮説型ですか？記述型ですか？（Ⅰ-E）
仮説型
記述型
経験や意味を知りたいですか？（Ⅱ）
いいえ
はい
測定する変数は数量化できますか？（Ⅱ）
はい
いいえ
測定する変数は文字テキストデータですか？（Ⅱ）
はい
いいえ
扱わない
測定するものさしはありますか？
はい
いいえ
質問紙作成（Ⅳ-A, B）
インタビューガイド作成（Ⅳ-C）
研究計画書作成（Ⅲ-A, B, C）
実行可能性はありますか？
はい
いいえ
必要書類の準備（付録1～3）
調査員の訓練
調査実施（Ⅴ-A, B）
回答結果（データ）のタイプは何ですか？
数量化データ
文字テキストデータ
データ整理（Ⅵ-A, 付録3）
データ整理（Ⅵ-B, 付録4）
統計解析（Ⅶ-A）
質的分析（Ⅶ-B）
研究成果の発表（Ⅷ-A, B, C, D）
臨床現場の疑問は解決しましたか？
いいえ
はい
研究意義は達成できましたか？
いいえ
はい
ゴール

（注1）（　　　）内は本書で扱っている章・節を表します
（注2）演繹的質的分析は扱いません

CONTENTS

第Ⅰ章
研究目的を設定しよう！

本章では，どのように研究目的を決めていくかについて述べます．調査を実施するまでには念入りな準備が必要です．運動前の準備体操だと考えてください．この準備を怠ってしまうと思わぬ怪我をしてしまうかもしれません．最後に「あれ？」と思わないためにも，ゆっくりと，そしてしっかりと一緒に準備をしていきましょう．

A 問題意識の持ち方と問題提起の方法

本書を手にとっている皆さんは，何かしらの理由で「研究をやらなくてはならない」のでしょうか．もしそうであれば大きく深呼吸をしてその切羽詰まった気持ちから少し離れてみましょう[*1]．

皆さんの研究は「まだ何もやっていない」状態なのではなく「これからさらによいものができる」状態なのです．ですから焦らず，研究のヒントは日々の業務のなかにあることを心にとめて，常にアンテナを張り，そのヒントを探していきましょう．

*1　視点を変えるコツ
クイズです！　次のことを想像してください．皆さんの目の前にチョコレートがあるとします．とてもおいしいチョコレートでしたが，残りがあと少しとなりました．皆さんは「もうこれだけしかないのー」と思いますか？　それとも「まだこれだけあった！」と思いますか？　どちらが楽しい気分でいられますか？

臨床現場で直面している問題は？

1．現場でのできごとを振り返ろう

皆さんが自身の現場で気になっていること，あるいは疑問に思っていることは何でしょうか．個人・チーム・施設レベル，何でもいいです．患者との会話や同僚との会話，あるいは申し送り・会議・研修会での内容を思いだしながらブレインストーミング[*2]してみましょう．他の人と話しながら考えてみるのもよいでしょう．

働いている現場が異なれば，その数だけ気になる点や疑問点が存在すると思います．似たような事象であっても，皆さんの専門性の違いにより，問題のとらえ方が違ってくると思います．どれが正しくてどれが間違っているということはありません．重要なことは，皆さんの現場で何が起こっていて，何が問題なのかを皆さん自身が把握することです．

*2　ブレインストーミング
本来は会議などで参加者が自由な意見や考えを出しあい，よりよい発想を引きだす方法をさしますが，ここでは「こんな疑問は変かな」「先輩方にとっては当然のことかな」などと考えずに，皆さんの日常業務でのできごとを記憶のなかから手繰りよせる（内観する）方法をさしています．

2．アイデアを記録しよう

ブレインストーミングの結果，何か思い浮かびましたか？

私が思いついたことをいくつか例としてあげてみます．「患者の家族から自宅でのリハビリは難しいと言われた」「最近患者の元気がないように見受けられる」「我々が期待しているよりも検診の受診率が低いようだ」「新しく導入したサービスの評判はどうだろうか」「患者ケアプログラムの効果はどうだろうか」．

皆さんが気になった点や疑問点（＝アイデア）は忘れないうちに記録しましょう．鉛筆とメモ帳を常に携帯していれば簡潔に箇条書きにする，携帯電話を常に携帯していればメモやボイスレコーダー機能を活用するなど，皆さんの利便性の高い方法で記録しておいてください．そして，後で使うので絶対に紛失しないでください．

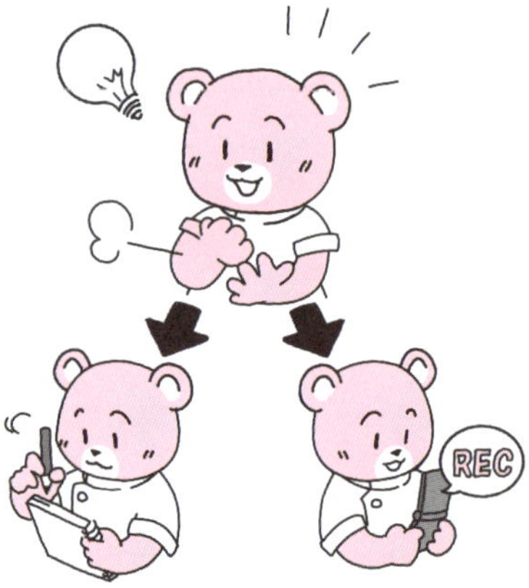

問題の解決にどのような調査が必要？

1. 疑問や問題を感じたのはどうして？

ここでは皆さんの気になる点や疑問点の背後にある理由についてみていきます．そのために前項のメモをもう一度見返します．そして，皆さんが「おかしいな」「どうしてだろう」と感じた思考過程をたどり[*3]，理由を整理していきます．

では，前述の例「患者の家族から自宅でのリハビリは難しいと言われた」を使って一緒にみていきましょう．私がこの訴えを気にした理由は，「自宅でのリハビリが十分でないと，身体機能の維持に負の影響を与え，家庭内での自立や社会復帰への障害となり，最終目標である患者とその家族の QOL を高めることが難しくなる，最悪の場合は病院へ戻ってきてしまう」でした．皆さんはどのように考えましたか？　繰り返しますが，皆さんの専門性の違いにより問題のとらえ方が違ってくるのと同時に，理由も違ってくると思います．重要なことは，皆さんの専門家としての理由づけを明確にすることです．そして，ここでの理由もしっかりと記録しておきましょう．ただし，気になる点や疑問点と思考過程もあわせた理由をセットにして保管[*4]してください．気になる点や疑問点を複数あげた場合は，各々に対応するように思考過程とその理由を記録します．

*3　**思考過程をたどる**
段階的に「何でそう思ったか・感じたか」ということを確認する作業です．私は「自宅でのリハビリができない」→「身体機能の維持ができない」→「自分でできることが減る」「社会とのかかわりも減る」→「豊かな人生とはいえない」→「病状の悪化」と考えました．

*4　**メモしよう！**
【気づいた点・疑問点】
○○○○○○○○○○
【理由】
△△△△△△△△△△
【思考過程】
□□□□→□□□□→□□□→□□□□□

2. 問題の背景とは？

専門家としての理由づけを明確にした後は，そこからズームアウトしてより広く意識を外に向けて問題の背景をみていきましょう．では，問題の背景のとらえ方の１例をあげます．先ほどの例「患者の家族から自宅でのリハビリは難しいと言われた」での登場人物について吟味してみましょう．登場人物は「皆さん（医療者）」「患者」「その家族」ですね．先ほど皆さんの意見は聞いたので，ここでは「患者」と「その家族」に焦点を当てます．

「患者」の疾患・年齢・性別などはわかっていますか？　「その家族」の患者との続柄・年齢などはわかっていますか？　ここでは仮に，疾患を脳卒中，年齢を 70 歳，性別は男性とします．そして続柄を娘，その人の年齢を 40 歳代とします．患者に関する情報は比較的得やすいですが，家族に関する情報は得にくいですよね．ですから常日頃から「アンテナを張る」ことが重要となってきます．アンテナ高感度の皆さんは，「娘は患者とは同居しておらず子育ての真最中だ」という情報を家族とのたわいもない会話から得ていたことを思いだしました．

3. 研究の方向性

カメラのファインダーをのぞきズームイン・ズームアウトを行いな

がら，問題点とその背景をみてきました．まとめてみると「医療者が適切な説明・指導を行っても，脳卒中を患った70歳の男性患者の家族から自宅でのリハビリは困難だと言われた．自宅でのリハビリを行ってもらったほうが，身体機能の維持に役立ち，家庭内での自立や社会復帰もある程度できるようになり，患者とその家族のQOLを高めることにつながる．それができないのは困る．その家族は40歳代くらいの娘で，患者とは同居しておらず子育てに忙しいらしい」となります．医療者の日常業務での問題解決の方法にPOS *5 やDAR *6 などがありますが，研究においては問題点を解決するために，直接的・間接的，さまざまなアプローチの仕方があります．次の図を見てください．

*5　POS
problem oriented system の略．内容に興味のある人は章末の参考文献を参照してください．

*6　DAR
data action response の略．内容に興味のある人は章末の参考文献を参照してください．

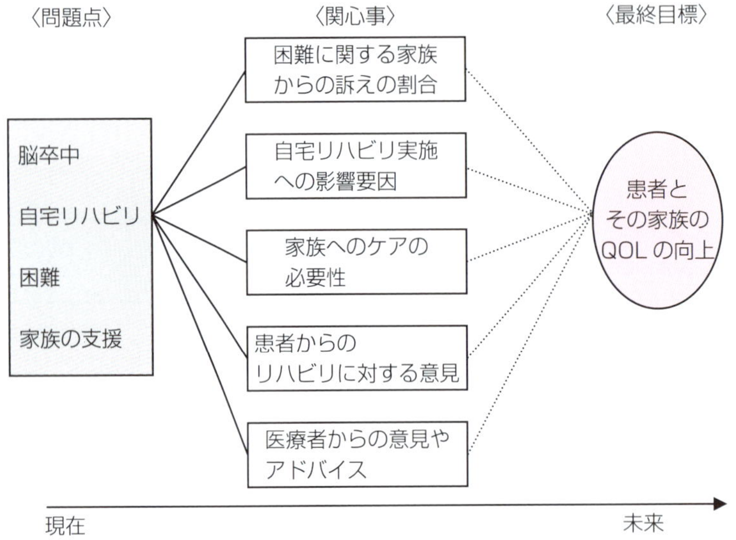

問題点を4つのキーワードでとらえて研究の方向性の例を5つあげてみました．ある人は「脳卒中の患者の家族からのこのような訴えは一般的にどれぐらいあるのだろうか」と考えたかもしれません．少し視点を変えて「リハビリの困難さは，患者あるいは家族の年齢・性別・環境に関係があるのだろうか」と考える人もいるかもしれません．また「娘は自宅でのリハビリが難しいという事実だけでなくSOSを送っていたのだ．家族へのケアも必要なのか」と考える人もいるかもしれません．もう少し中立的な立場から「家族からだけではなく患者自身のリハビリに対する意見も聞いてみたい」や「他の医療者の経験や意見も聞いてみたい」と考える人もいるかもしれません．

いずれの場合も，最終目標である「患者が自宅でリハビリを行い身体機能の回復と維持に努められるように促し，再発を防ぎ，患者とその家族のQOLを高める」ことを達成するための手段だと思います．

そして，前述の「関心事」を単独で，あるいは組みあわせて問題の解決に近づくことができるかもしれません．

では今度は皆さんの番です．皆さんの疑問点や問題点・そう感じた理由・背景・関心事を前ページのような図にまとめてみましょう．そして大事に保管しておいてください．今後皆さんが迷ったときに，「どうして研究しようと思ったのか」を確認するための資料とします．

B　先行研究を調べてみよう！

ここまで読み進めてきた皆さんは，「この方向で調べてみよう」という関心事（＝研究テーマ）を見つけだせたと思います．しかし何となく漠然としていますよね．多くの人が「ここからどうやるの？」と感じていることと思います．

傍らで手取り足取り教えてくれる人がいればよいのですが，現実問題としてそういう人を見つけるのは至難の業です．そこで，傍らで教えてくれる人はいなくても，自分で知識を得る方法を知っていると得ですね．「先行研究」「文献検索」と聞くと難しいと敬遠されてしまうかもしれません[*7]が，「先人は何を明らかにしたのか（＝先行研究）を調べる（＝文献検索）」方法を紹介します．一緒にがんばりましょう．

系統的レビューとは？

「系統的レビュー[*8]」とは，調べ方の手順書をあらかじめ作成し，それに従い「系統的」に論文を取捨選択していく方法です．先行研究をできる限り網羅するために，電子データベース[*9]で検索を行います．さらに，抽出された論文内で引用されている論文リスト（＝「引用文献」）を１つずつ見ていき，題名から関連がありそうだと判断されるものを抜きだします（＝手動検索）．そして，それらを電子データベースで抽出されたものに加えます．

系統的レビューは，あらかじめさまざまな検索条件を設定するので作業過程の透明性が高く，「どのように調べたのか」をはっきりと示すことによってレビューの質を高めることができます．先行研究でどこまで明らかになっているのか，また今後どのような研究が必要となるのかを調べたい，まとめたいときなどに使われます．

次ページの図を見てください．レビュー対象論文を抽出するまでの過程を示しました．

＊7　**とにかくやってみる！**
文献検索をやるときには「どうしよう」とか「めんどくさそう」とか考えずに，とにかくやってみることです．子どもの頃を思いだしてみてください．国語辞典や英語辞書の使い方を授業で習いませんでしたか？「使い方」を知り，それに慣れると調べる時間がどんどん短くなりませんでしたか？「先人は何を明らかにしたのかを調べる」文献検索も同じことです．何度かやってみるうちにコツがつかめますよ！

＊8　**「レビュー」とは**
レビュー（review）とは，「復習」とか「再検討」という意味がありますが，文献検索におけるレビューとは，先行研究の論文を集めてまとめて紹介するだけではなく，それを皆さん自身が「どう評価するのか」という意見を述べることをさします．

＊9　**代表的電子データベース**
【日本語で書かれた論文を探す】
・医中誌：医学一般（有料：登録必要，個人利用可）
［http://www.jamas.or.jp/index.html］
・CiNii：学術論文情報（検索・抄録まで無料：個人利用可）
［http://ci.nii.ac.jp/?TZ=20080916165256257］

【英語で書かれた論文を探す】
・PubMed：医学一般（検索・抄録まで無料：個人利用可）
［日本語 Medline http://www.healthy.pair.com/］
・EMBASE：医学・医薬品（有料：登録必要，個人利用可）
［日本語 EMBASE http://www.nifty.com/embase/］
・CINAHL：おもに看護学（有料：施設契約のみ）
［英語 http://www.ebscohost.com/cinahl/］
・Scopus：医学・人文科学（有料：施設契約のみ）
［英語 http://www.scopus.com/home.url］

```
手順書作成 ─── ・検索目的の設定（明文化する）
              ・検索条件の指定（疾患・対象者・論文の種
                類・論文発表年の制限・言語・手動検索・
                電子データベース・研究の質など）
   ↓
データベース ── ・キーワード検索
検索            ・2種類以上のデータベース使用
              ・文献管理ソフト利用*10
   ↓
抽出論文 ──── 除外
              ・重複して抽出された論文
              ・指定以外の言語で書かれた論文
              ・指定以外の種類の論文
   ↓
抽出論文 ──── ・抄録・論文全文*11を2名が個別に精読*12
   ↓
              除外
              ・指定以外の調査対象者
              ・検索目的に関連しない内容（理由）
   ↓
抽出論文 ──── 追加
              ・手動検索の結果
   ↓
抽出論文 ──── ・抄録・論文全文を精読（2名が個別に）
              ・意見が一致するまで討議
   ↓
レビュー対象数
```

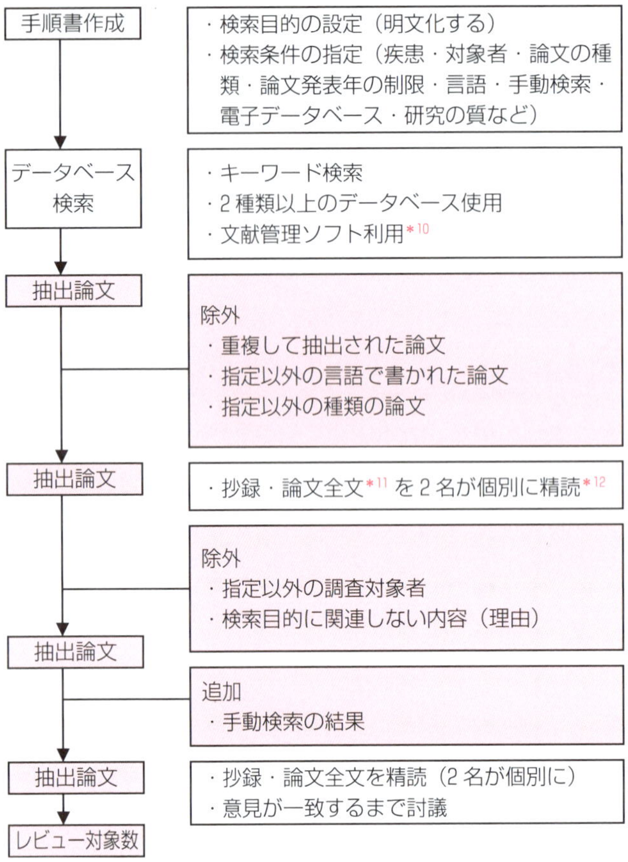

（注）☐の部分を明示することによって系統的レビューの質を高める

・Cochrane Library：系統的レビューが中心（有料：施設契約のみ）
[英語 http://www.thecochranelibrary.com/view/0/index.html]
・Web of Knowledge：科学・人文全般(有料：施設契約のみ)
[英語 http://www.isiwebofknowledge.com/]
・PsycInfo：心理学全般（有料：登録必要・個人利用可）
[英語 http://www.apa.org/pubs/databases/psycinfo/index.aspx]

*10 **日本語対応文献管理ソフト**
文献管理ソフトを使用すると非常に楽です．
・Endnote：
[http://www.usaco.co.jp/products/isi_rs/endnote.html]
・RefWorks：
[http://www.sunmedia.co.jp/e-port/refworks/]

*11 **論文全文の入手方法**
皆さんの環境によって論文が容易に入手できる人とそうでない人がいると思います．所属施設の図書館を利用できる人はその図書館を利用しましょう．もし使えない場合や蔵書数が少ない場合には，国会図書館（http://www.ndl.go.jp/）を活用してください．館内限定・検索結果をパソコンなどに保存できないなど制約はありますが，電子データベースが無料で使え，オンラインで論文を読むことができます（利用可能な電子データベース・学術雑誌はHPで確認してください）．読みたい論文（学術雑誌）が所蔵されている場合には，オンラインで複写請求ができます（事前の利用登録が必要です）．若干複写代や郵送料がかかりますが，個別に論文を購入するよりもずっと経済的です．他の方法として，PubMedやCiNiiから無料で公開されている論文（全文）に到達することもあります．さらに「トライアル」と称して期間限

叙述的レビューとは？

「叙述的レビュー」は，系統的レビューとは異なり，研究の方向性に沿って幅広く調べていく方法です．これから皆さんがたくさんお世話になる方法だと思います．系統的レビューと同様，検索の目的と使用するデータベースはあらかじめ決めますが，検索データベースは必ず2種類以上・レビューする人数は複数という決まりごとはありません．さらに，「手順書」を作成し多くの検索条件をあらかじめ決めておく必要もありません．ですからレビュー論文の取捨選択は主観的になりがちです．そういう意味では系統的レビューよりも作業過程の透明性は低くなります*13．

叙述的レビューの具体的な作業を述べます．まず電子データベースに検索キーワードを入力します．そして，抽出された論文の表題を見て皆さんの検索目的に関連があるかどうかを判断します．「関連がありそうだ」，あるいは「わからない」と感じたら次に抄録を読みましょう．それでも不明な場合には全文を読む候補とします．この作業

を繰り返して最終的に全文を読む論文を選びます．

次の図を見てください．叙述的レビューの過程を示しました．

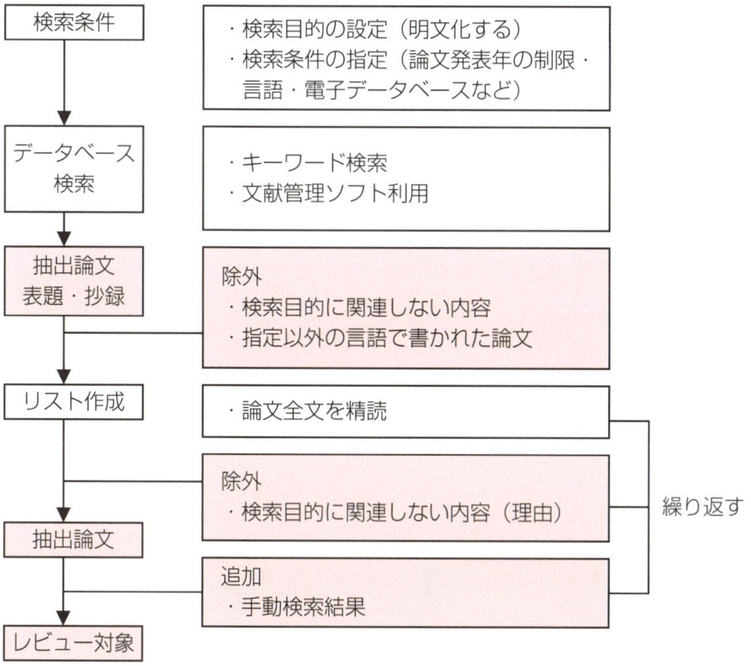

データベースを利用した文献検索法

ここまで「先人は何を明らかにしたのかを調べる」方法を紹介しました．まだ多くの人が「それでどうやるの？」と思っていますよね．皆さんがシュミレーションできるように前述の「脳卒中の患者のリハビリ」の例を使って，日本語で書かれた論文と英語で書かれた論文の電子データの利用方法をそれぞれ示したいと思います．

便宜的に，検索の目的は「自宅でのリハビリ指導を受けた脳卒中患者を対象として，自宅でのリハビリ実施の有無に影響を与える要因について調べる」とします．そして，検索キーワードは「脳卒中(stroke)」「リハビリテーション（rehabilitation)」「影響要因(predictors)」を使用します．検索条件の限定（出版日・論文の種類・研究デザイン*14 の制限）はしないこととします．ここでは，叙述的レビューの例として，日本語で書かれた論文を「医中誌」，英語で書かれた論文を「Medline」で検索します．

1.「医中誌」で検索！

①「医学中央雑誌（http://www.jamas.or.jp/index.html)」へアクセスします．

②皆さんの利用環境によって「医中誌 Web」「医中誌パーソナル

定で利用が可能になるデータベースや学術雑誌もあります．いろいろ試してみましょう．

＊12　複数人で読む理由
あらかじめ手順書を作成してきっちりと条件を決めていても，レビューに含める・含めないといった判断はある程度主観的だといってもいいでしょう．より客観的な論文の取捨選択を行うために，レビューは2名で行い，それぞれ個別に作業を行うことが望ましいとされています．両者間で判断が割れて合意に達しない場合は，さらにもう1名の意見を聞くとよいでしょう．

＊13　叙述的レビューでも検索方法を明示！
一般的に叙述的レビューは使用した電子データベースや検索キーワードを明示しないとされていますが，最近ではしっかりと明示している論文が増えてきました．作業過程の透明性という点からみても，検索方法（使用データベースと検索キーワード）の明示は必要であると考えます．利用可能なデータベースが複数あるようでしたら，複数のデータベースを使用してみるのもよい方法だと思います．

＊14　研究デザインは，広義には研究計画，狭義には研究のデータをどのように収集するのかをさします．詳しくは，第Ⅲ章を参照してください．

Web」「デモ版」のいずれかをクリックして，必要に応じてログインします（ここでは「医中誌パーソナル Web」を使って説明します）.
③ログイン後画面が変わり，左端に「アドバンスド・モード」と「ベーシック・モード」の表示がでます．どちらを選択しても構いません．ここでは「ベーシックモード」をクリックします．
④次のように「検索語入力」に日本語のキーワードを入力しましょう．単語と単語の間は全角空けます．そして「検索」タブをクリックします．

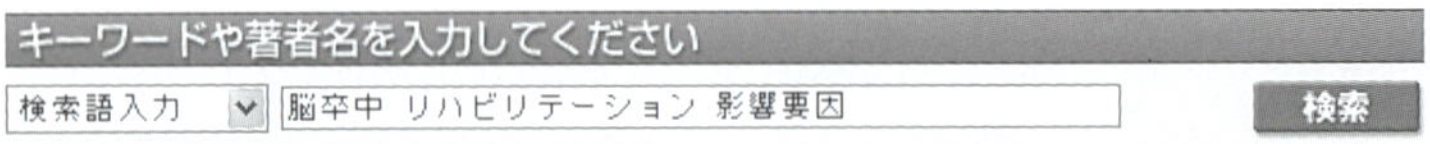
キーワードや著者名を入力してください
検索語入力
脳卒中 リハビリテーション 影響要因
検索

⑤画面が変わり次のような表示がでました．抽出された論文数は 6 件（検索結果・・・6 件）でした．

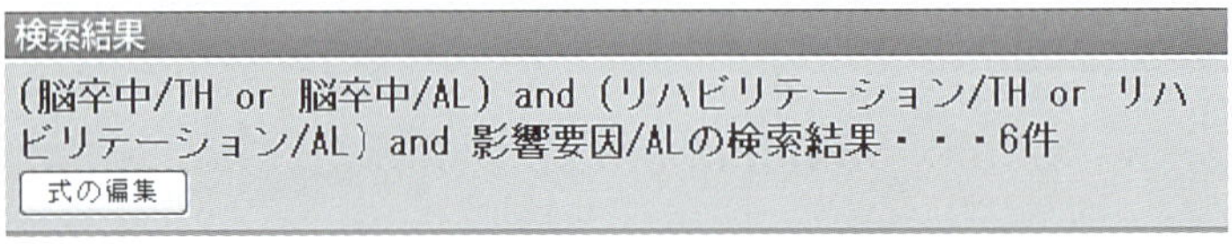
検索結果
(脳卒中/TH or 脳卒中/AL) and (リハビリテーション/TH or リハビリテーション/AL) and 影響要因/ALの検索結果・・・6件
式の編集

画面をスクロールすると，その下に次の表示があります．
「このページ‥‥」の下に番号があり，その下にあるのが論文の表題です．次が著者名，その下が雑誌名・巻（号）・ページ数・出版年月です．

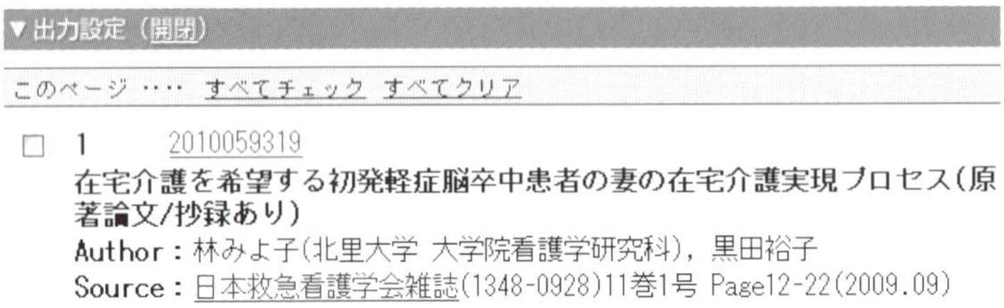
▼出力設定（開閉）
このページ ‥‥ すべてチェック すべてクリア
□ 1 2010059319
在宅介護を希望する初発軽症脳卒中患者の妻の在宅介護実現プロセス(原著論文/抄録あり)
Author：林みよ子(北里大学 大学院看護学研究科)，黒田裕子
Source：日本救急看護学会雑誌(1348-0928)11巻1号 Page12-22(2009.09)

番号（2010059319）をクリックすると抄録を読むことができます．すべて抽出された論文の抄録を保存することもできますが，読んでみて皆さんの検索目的と関連性があるものや，現時点では関連性がはっきりとわからないものだけを選んだほうがよいでしょう．その場合には表題の横にある□にチェック（☑）をつけます．
⑥本来は同画面に出力方法の表示があります．次ページを見てください．

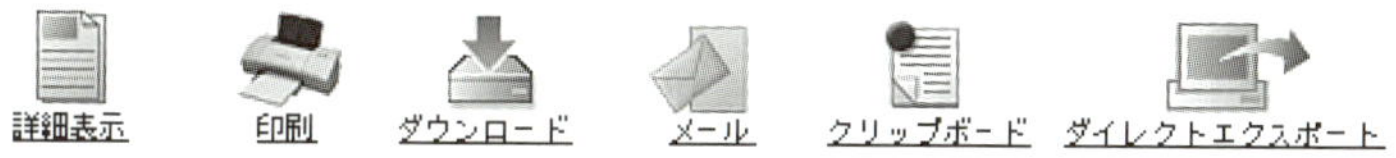

パソコンに保存したいので「ダウンロード」をクリックします．すると画面が変わり，次のような表示が出てきます．「出力形式」の項目を確認し「ダウンロード実行」をクリックします．

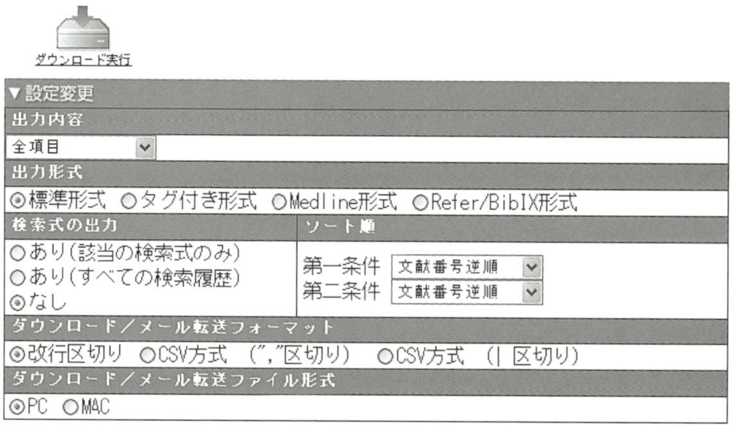

⑦抽出された論文が 6 件と少なかったので，キーワードを減らすか，またはキーワード変更して再度検索を行います．

2.「Medline」で検索！

①「MEDLINE 日本語ゲートウェイ（http://www.healthy.pair.com/)」へアクセスします．

②次のように「検索語」に英語のキーワードを入力しましょう．単語と単語の間は半角空けます．

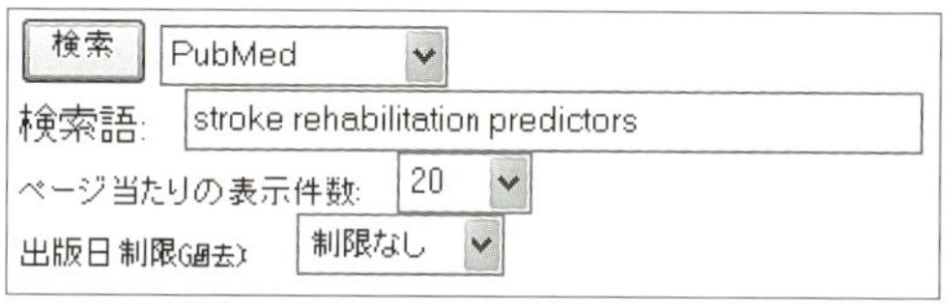

③「検索」タブをクリックします．

④画面が変わり次のような表示がでます．

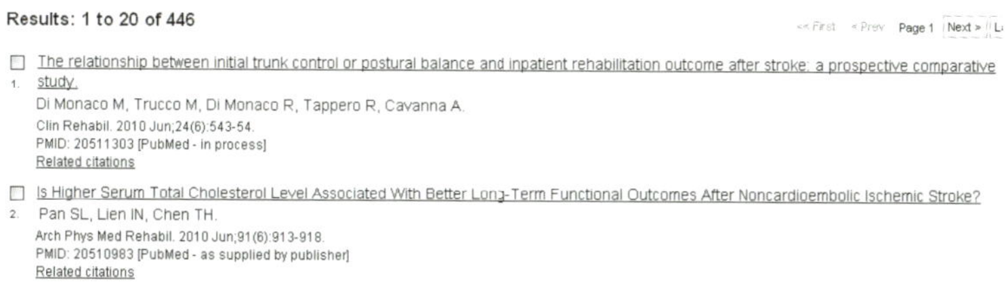

抽出された論文数は 446 件（Results:　1 to 20 of 446）でした．はじめの 20 件までが 1 ページ目に表示されています．「Results」の下が論文の表題，次が著者名，そして雑誌名・出版年月・巻（号）・ページ数です．

⑤表題をクリックすると抄録を読むことができます．表題を見て皆さんの検索目的と関連性があるものや，現時点では関連性がわからないものを選んでから抄録を読んだほうがよいでしょう．保存しておきたい論文には表題の横にある□にチェック（☑）をつけましょう．もちろん抽出された論文すべての抄録を保存することもできます．

⑥本来は前ページの画面の右上に「Send to: ☑」という表示があります．そこをプルダウンすると次のような表示がでます．パソコンに保存したいので「File」を指定します．さらに，「Abstract（text）」と指定して「Create File」をクリックすると，前述の結果を「テキスト形式の抄録」として保存することができます．⑤でチェック（☑）をつけた場合はその論文だけが保存されます．

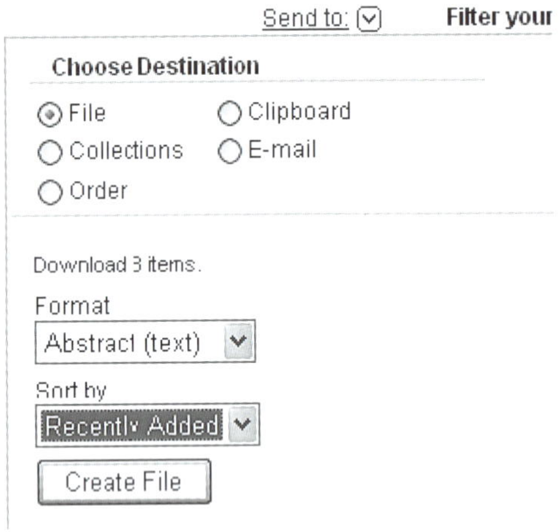

⑦抽出された論文が 446 件と多かったので，キーワードを増やすか，または変更するかして再度検索を行います．

C　文献検索結果を表にまとめよう！

文献検索お疲れ様でした！「これ使えそう」という論文は入手できましたか？　論文の読み方・まとめ方はいろいろありますが，ここでは「ここに注目しながら読むと後で楽！」という方法を紹介します．

表にまとめる利点とは？

論文は一般的に「緒言」「方法」「結果」「考察」で構成されています．「緒言」に書かれている研究の背景は，皆さんが選んだ研究テーマについての概要を知るのに最適ですが，論文を読むうえで重要な部分＊15は「方法」「結果」の部分です．この部分を重点的に読み込みます．そして文献検索の成果を記録しておきましょう．その記録を見れば「ああ，あれね」と瞬時に思いだせるように記録をします．表に必要事項を記入しておくと，集めた論文間の比較が簡単にできますし，研究計画の作成～研究成果の発表に至るまで長く活用できます．

Excel を利用してまとめる方法

前述の【データベースを利用した文献検索法】（7 ページ）のなかで「医中誌」の例がありましたね．そこでの検索結果を，Excel でまとめてみたいと思います＊16．次の Excel 表を見てください．

文献整理　見本

	A	B	C	D	E	F	G	H
1	1.「医中誌」(キーワード：脳卒中・リハビリテーション・影響要因)							
2	番号	著者	発表年	データ集積方法	対象者(数)	質問紙(質問内容)	分析方法	分かったこと
3	1	林みよ子他	2009	半構造化面接調査	在宅介護を希望する初発軽症脳卒中患者の妻(6名)	研究者が作成(詳細な記載なし)	グラウンデット・セオリー	妻が在宅看護に向かう過程は3段階：①夫が脳卒中前の状態に戻ることへの期待段階 ②障害を抱えた夫との生活への準備段階 ③折り合いをつけ自分達らしい生活を目標とする段階

Excel 表の 1 行目に，忘れないように使用電子データベース名とキーワードを入れます．見出しとして，2 行目の A 列には「番号」，B 列には「著者」，C 列には「発表年」，D 列には「データ集積方法」，E 列には「対象者（数）」（調査対象者とその数），F 列には「質問紙＊17（質問内容）」，G 列には「分析方法」，H 列には「分かったこと」と入力します．3 行目には「医中誌」での検索で抽出された論文内容[1]について記入しました．複数の論文がある場合，4 行目以降も同じように入力します．

MEMO

レビューを執筆するときの利点

皆さんの研究テーマに近い論文で，かつ入手済みのものを Excel 表にまとめることをお勧めしています．論文のコピーをファイルしたり，PDF ファイルとしてパソコンに保管したりするほうが楽だと思っている人はいますか？　抄録で十分足りると考えている人はいますか？

（つづく）

＊15　論文を読むときに，「結果」と「考察」だけを読まないでください．どのような方法で導かれた結果なのかを知るためには，「方法」をじっくりと読むことが大切です．この部分は「研究の意義」を考えるときに役に立つだけではなく，皆さんの研究計画を立案するときにも大変参考になります．「方法」をしっかりと理解できるようにしましょう！

＊16　**Excel に不慣れな人へ**
Excel は使い慣れていますか？使い慣れていなくても心配しないでください．絶対に Excel を使用しないといけないわけではありません．ペンと紙を使用した作業が「楽で早い」という人は，もちろん自分の心地よい方法で記録してください．ただし，記録項目として Excel 表中にあげているものは，忘れずにすべて書きだしてくださいね．

＊17　**質問紙**
調査対象者に関する情報を得るための道具であり，質問文と回答の選択肢から構成される質問項目が含まれます．多くの場合，複数の質問項目が集まり質問紙を構成し，数ページにわたることもあります．

（つづき）

私は，いろいろなことを同時に行っていると，何がどうなっているのかわからなくなってしまうことがあります．また，研究の立案・実行・データ分析・論文作成という一連の作業が1～2か月のうちに終了すればよいのですが，そのようなことはほとんどないので，一生懸命読み込んだ論文も記憶の彼方にいってしまうことも多々あります．「さて論文を書こう！」と思い立ったときに論文のコピーやPDFファイルを最初から見返すことは効率が悪いとも感じています．私のように面倒くさいと思う人に向いている方法かもしれませんが，ここで紹介したような表に必要事項をまとめておけば，論文の「緒言」を書くときに楽です．表を見ながら，たとえば，どの先行研究をどのように使うかといった構成を考えたり，自分が使用した方法論の理由づけを明示するのに役立ちます．また，先行研究で使用されている調査道具を精査したり，統計解析法や質的分析法についての情報を簡単に得ることができます．さらに，学会発表で研究の背景を説明するときの資料となるでしょう．研究レポートや専門誌などへの投稿論文を書くときにも活用してみてください！

D　研究意義を明確に！

皆さんは，本章の前半部分で研究テーマを見つけだす過程について見てきました．もう一度復習してみますと，皆さんの現場での疑問点を掘り起こし，その解決法を探るために文献検索を行って情報を得，その結果を表にまとめました．では，今から皆さんが行う研究の「意義」とは何でしょうか？　皆さんの研究の成果を自身の現場で活用することだけをさすのでしょうか？

研究意義とは？

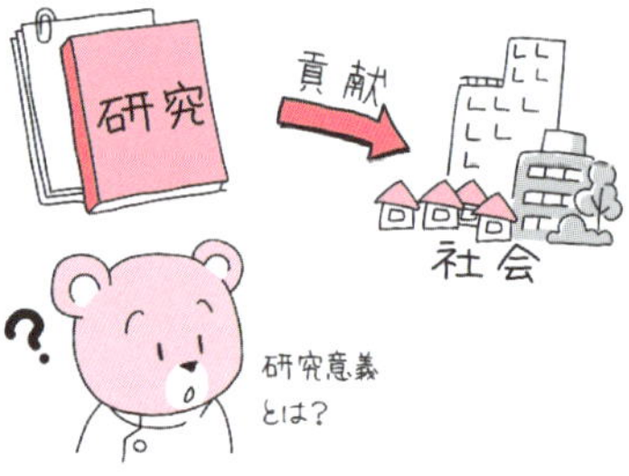

「研究意義」とは，大雑把にいえば「現在計画している研究を行うことによって，その結果をどれだけ社会に還元できるか」ということです．研究の成果は，一部の患者に対して与えられる恩恵であってはならず，同じ病気・似たような症状・環境などにいるすべての患者に対して与えられるべき恩恵です．ですから，別のいい方をすれば，「研究意義」とは，皆さんの研究がどれだけ必要とされているか（必要性），皆さんの研究分野にどれだけ新しい情報を提供できるか（「知」の蓄積にどれだけ貢献できるかという新規性），またどれだけ多くの人とその成果を共有できるのか（普及性・普遍性）ということです．もちろん，皆さんの現場の問題を解決することが優先されるべきですが，その先にあるものを見ながら研究を立案・計画することも大事で

す．このことは，第Ⅲ章で述べる「研究計画書」や第Ⅶ章の統計解析とも密接に関連してくるので，心にとめておいてください．

先行研究の結果から問題を解決できるかどうかの判断とその根拠

先行研究からわかったことを11ページのようにExcel表にまとめました．次に，その先行研究の評価を行います．そのためには，Excel表の「データ集積方法」～「分析方法」の欄を批判的に見る必要があります．どのように批判的に見ていくのかですが，たとえば，調査対象者は，皆さんが関心を持っている患者の性別や年齢などと類似していますか？　調査対象者数は十分でしょうか？　どのような方法でデータを集めたのでしょうか？　データ分析（解析）手法に問題はないですか？　それらは，研究の意義（必要性，新規性，普及性・普遍性）と照らしあわせたときに「十分，研究意義が達成できている」といえますか？　このような判断とその理由を明確にするためには，第Ⅲ章【研究計画書を作成しよう！】で述べる知識が必要です．今ここで判断できなくても大丈夫です．第Ⅲ章まで読み進めて，またこの問題に戻ってきてください．戻ってきたら，皆さんの考えを整理するために言語化しましょう．本章のA【問題の解決にどのような調査が必要？】（3ページ）のなかで思考過程をメモした方法を活用します[*18]．

先行研究の結果から問題を解決できない場合

先行研究の結果からでは問題が解決できないと判断し，かつその理由（研究の意義を含めた理由）を明確にできた人は，次に進む道はおのずと見えてきますよね．皆さんがあげた理由を補い，皆さんが知りたいことを明らかにするような研究を計画し実行することです．そのためには研究目的を明確にすることが大切です．では，どのように焦点を絞っていくのでしょうか．

E 研究目的も明確に！

本章の最終段階に到達しました．皆さんの研究目的を設定しましょう．漠然としている研究テーマから，「だれに，何をすると（何があると），何と比べて，どうなるのか」[2] という文章へと絞り込む作業を行います[*19]．

＊18 **先行研究を評価するときの思考過程**
〔例〕
「自分の知りたいことは～だ」→「先行研究から～までわかっている」→「何が足りないのか」→「研究方法は適切か」→「（不適切だとしたら）その隙間を埋める方法はあるのか」

＊19 「PICO」あるいは「PECO」とよばれています[1]．Pは調査対象者〈patient〉，Iは介入〈intervention〉（Eは要因〈exposure〉），Cは比較〈comparison〉，Oは結果・成果〈outcome〉をさします．研究目的を文章化するときには，これらをすべて含むように作成するとよいと提案されています．

先行研究からわからなかったことに的を絞って仮説を立てる場合

皆さんが，先行研究からわからなかったことは何でしたか？　そして，「わからなかった」と判断した理由は何でしたか？　その理由を補うアイデア（＝仮説）*20 はありますか？　たとえば，臨床経験から「こうじゃないのか」とか，他の分野で応用されている理論で説明するとか，または，隙間を踏めるようなデータ結果が，似たような疾患の患者を対象にした研究で示されているから使ってみようなどといったことです．次に，それらの関連性を図に表し，それらによって何が明らかになるのか・どのような効果が期待できるのかを考えます．最後に皆さんの仮説を文章化しましょう．

仮説は研究目的とは異なり，できるだけ詳細に，明確に，かつ検証が可能になるように文章化します．長い文章や，いくつもの仮説が1文に含まれているような書き方は避けましょう．次の表を見てください．研究目的とその仮説を例としてあげました*21．

〔研究目的〕

初発軽度脳卒中を体験した患者（以下患者）における，自宅でのリハビリテーション実施に影響を与える要因を特定すること．

〔仮説〕

1. 身体的機能*22 が低い患者は，身体的機能が高い患者と比べて，自宅でのリハビリテーションの実施頻度*23 が低い．
2. 自己効力感*22 が低い患者は，自己効力感が高い患者と比べて，自宅でのリハビリテーションの実施頻度が低い．
3. 家族からの支援*22 が少ない患者は，家族からの支援が多い患者と比べて，自宅でのリハビリテーションの実施頻度が低い．

先行研究がない場合

新しく発見された疾病や新しく導入された医療サービスなどに関する国内での先行研究は少ないと思います．そのような場合は，がんばって国外の先行研究にも手を伸ばして文献検索を行って，より多くの情報を得る努力をしましょう．そして，前述のD【研究意義を明確に！】（12ページ）を参考にして，その結果を吟味します．調査対象が患者やその家族といった人間である場合，国外での研究結果をそのまま国内の患者などに適応することは疑問視されがちです．しかし，ここでも「皆さんが知りたいことに，なぜ文化が影響を与えるの

*20　皆さんの研究目的すべてが，仮説に転換できるわけではありません．前述の例「家族が自宅リハビリの難しさを訴える割合」のように，割合や頻度を求めることを目的とした研究には，仮説は必要ありません．仮説が立てられる場合には，必ず研究開始前に立てます．仮説を立てることによって，皆さんが明らかにしたいと思っていることを，統計的手法を使って検討することが可能となります．また，データ収集後にいろいろな仮説をつくり，「魚釣り」のように何度も繰り返し統計解析を行うこと（＝多解比較）への予防となります．本書での「多解比較」とは，理論上，あるいは臨床上意味をなさないような仮説を多く作り，研究者にとって望ましい結果が出るまで繰り返し統計解析を行うことをさします．

*21　実際には，この段階で仮説のなかの「身体的機能」「自己効力感」「家族からの支援」とは何をさすかの定義づけを行います．詳細については第Ⅳ章で「概念の定義づけ」の説明をします．

*22　これを独立変数（＝従属変数に影響を与える変数）とよびます．

*23　これを従属変数（＝患者に起こる結果や変化の変数）とよびます．

MEMO

メタアナリシスとは？

「メタアナリシス」は系統的レビューの延長上にあると考えてください．系統的レビューで述べた手順書のなかの「検索の目的」が薬剤の効果・治療の効果・診断キットの精度などを求めることである場合にメタアナリシスを行います．その結果をもとに，臨床治療のガイドラインを作成する場合もあります．

「検索条件」で研究デザインを限定するので，レビューの対象となる研究デザインは1つになります．しかし，個々の研究結果が似たような効果を示しているどうかは一見しただけではわかりません．そこで，各々の研究結果をグラフ化する方法が推奨されています．グラフをよく吟味した後，あたかも1つのデータであるかのように各研究を1つにまとめます．そして，「平均的な効果」の推定量を統計的手法で求める方法がメタアナリシスです．

医療や健康保健政策に携わっている人々にとってメタアナリシスの結果は，現場に生かすことができる非常に有益な情報です．間違った結果が間違った治療・政策へとつながりかねませんからメタアナリシスの質を高く保つ必要があります．レビュー対象となった各研究の質を1つずつ精査し，データを正しく取り扱うことによって質を高めます．絶対的とはいえませんが各研究の質を精査するための評価指標がいくつかあるので活用してみるとよいでしょう．

メタアナリシスで使用する統計的手法は一律ではありません．薬剤・治療の効果が疾病の発症や生死で判断される場合，対象者数が少人数の研究が含まれている場合，どの診断キットの精度が高いかを知りたい場合などで解析の仕方が異なります．メタアナリシス用の解析ソフトもありますが，具体的なお話をすると本がもう1冊書けてしまうので本書ではここまででやめておきます．また，近年異なる手法を用いて研究された結果を統合しようという動きがあります．興味のある人は章末の参考文献を参照してください．

か」への答えをきっちりと用意する必要があります．異文化研究などの結果を引いて説得力を増すという方法も考えてみてください．そのうえで，「やはり日本人を対象にした先行研究は見あたらないし，国外の研究結果は～の理由から応用することは難しい」と明示します．国外の研究結果が応用できないと判断した部分を臨床経験から補い，仮説を立てることはできますか？　仮説が立てられなくても大丈夫です．独立変数と従属変数の関連性などを検討するのではなく，実態を調べ記述する方法があります．また，まっさらな状態から研究に取り組む方法はあります．その場合には，仮説の代わりに，研究課題を文章化しましょう．次ページの表を見てください．研究課題を例としてあげました．

〔研究目的〕

　初発軽度脳卒中を体験した患者（以下患者）における，自宅でのリハビリテーション実施に影響を与える要因を特定すること．

〔研究課題〕

　自宅でのリハビリテーションに対する，患者の態度を明らかにすること．

〔引用文献〕

1）林みよこ，他：在宅看護を希望する初発軽症脳卒中患者の妻の在宅介護実現プロセス．日本救急看護学会雑誌 11：12-22，2009

2）福原俊一：リサーチ・クエスチョンの作り方－診療上の疑問を研究可能な形に－（第2版）．認定NPO法人 健康医療評価研究機構（iHope），61，2010

〔参考文献〕

・木村彰男：図解 脳卒中のリハビリと生活－より質の高い暮らし（QOL）のために－．主婦と生活社，2008

・岡村祐聡：POSを活用するすべての医療者のためのSOAPパーフェクト・トレーニング．診断と治療社，2010

・川上千英子：フォーカスチャーティング®活用術（改訂4版）．メディカ出版，2008

・Egger M, et al. (eds)：Systematic reviews in health care；Meta-analysis in context (2nd ed). BMJ Books, 2001

・Fitzpatrick R：Qualitative research in systematic reviews；has established a place for itself. BMJ 323：765-766, 2001

・Thomas J, et al.：Integrating qualitative research with trials in systematic reviews. BMJ 328：1010-1012, 2004

・Hawker S, et al.：Appraising the evidence；reviewing disparate data systematically. Qual Health Res 12：1284-1299, 2002

・Pope C, et al.（著），伊藤景一，他（監訳）：質的研究と量的研究のエビデンスの統合－ヘルスケアにおける研究・実践・政策への活用－．医学書院，2009

第Ⅱ章
量的研究・質的研究 どちらを選ぶ？

本章では，量的研究・質的研究という２つの手法を比較しながら，その違いについて述べます．さらにそれらを組みあわせる手法も紹介します．皆さんが第Ⅰ章で設定した「研究目的」にふさわしい研究手法はどれか，考えながら読み進めていってください．

量的研究と質的研究の違いは？

冒頭から聞きなれない言葉が出てきましたね．研究手法の区分とその定義についてはさまざまな意見[*1]がありますが，本書では，研究手法を量的研究と質的研究とに大別します．そして，量的研究は数量化できるデータを扱う，質的研究は数量化できない文字テキストデータを扱う手法とします．

*1　**研究手法の区分とその定義について**
本書のように量的研究・質的研究と単純には区分できないという意見もあります．興味のある人は章末の参考文献を参照してください．

MEMO

「どちらが科学的？」論争とは？

哲学的な流れのなかで，「自然科学＝科学」とする考え方があります．人間を扱う学問においても，自然科学同様，主観性の徹底的な排除を目指し，客観性を重視する傾向が生まれました．つまり，研究者と調査対象者との間には独立した関係しか存在しないということです．さらに，自然科学同様，事象のなかに法則性（＝因果関係）や普遍性を発見することに力が注がれるようになりました．この流れにあるのが量的研究です．

その後，人間の感情・情動・思考などを研究目的とするとき，主観性の徹底的な排除はできないのではないか，また研究者と調査対象者の間には，少なくとも相互作用があるのではないかと考える人々が出てきました．さらに，事象のなかの因果関係は，人により，国により，文化により異なるはずだという考え方に発展していきました．この流れにあるのが質的研究です．

皆さんが専門としている分野はどちらが主流でしょうか？　質的研究が主流の場合，「どちらが科学的？」という論争とは無縁かもしれません．しかし，健康を扱う多くの学問は量的研究が主流ではないでしょうか？　そのような場合，質的研究が市民権を得るのは至難の業です．なぜなら，量的研究を主流とする学問においては，普遍性を見いだせない結果は「非科学的」だからです．質的研究が市民権を得ている分野でも，個々の研究者によって，質的研究に対する考え方は異なります．量的研究をおもに行っている研究者のなかには，質的研究の結果は「主観的すぎる」「話をつくっている」という見解を持っている人もいます．

研究目的に沿って，量的研究・質的研究のどちらがよいのかを選択するべきなのですが，質的研究を行う人は，量的研究を行う研究者を納得させるだけの技術と技法を身につける必要がまだまだあることは心にとめておいてください．

それぞれの手法が目指すところとは？

量的研究・質的研究にはそれぞれ特徴があります．それらについて皆さんの理解が深まると，自身の研究目的にあった方法が見つけやすくなると思います．では，量的研究・質的研究が目指すところ（＝目標）について，述べたいと思います．

1. 量的研究

量的研究は，仮説を前提とし，人類における「真実」の発見を目指します．したがって，研究結果は「普遍的なもの」でなくてはなりません．別のいい方をすれば，皆さんが量的研究により導きだした結果は，説明力が非常に高いものですから，個人的・地理的・時間的な条件に左右されることはないといえます（＝一般化可能性）．量的研究には，その目標を達成するための約束ごとがたくさんあります．その多くはデータ収集の前段階，つまり研究計画の段階での約束ごとです．また，量的研究は実態調査研究にも適しています．

2. 質的研究

質的研究は，仮説を前提とせず，個人（特定の集団）における「真実」の発見を目指します．したがって，研究結果は個人（特定の集団）が経験した「意味を明らかにするもの」，また個人（特定の集団）への「理解を深めるもの」でなくてはなりません．別のいい方をすれば，皆さんが質的研究により導きだした結果は，個人（特定の集団）に対する説明力は非常に強いものですが，個人的・地理的・時間的な条件に左右されるものだといえます．しかし，豊かで深い情報を引きだしたり，仮説を構築したりすることが可能です．その目標を達成するための約束ごとは，データ収集の前段階では，量的研究に比べてそれほど多くはありません．むしろ，データ収集や分析の段階で高い技術が必要とされます．また，質的研究は調査対象者の経験やその過程を明らかにすることにも適しています．

次の表を見てください．それぞれの手法の特徴をまとめました．

手法	量的研究	質的研究
目標	普遍性 客観性の重視 「原因」の理解 実態の把握 仮説検定 事象の記述	相対性 主観性の重視 「意味」の理解 過程の理解 仮説構築 事象の記述
約束ごと*2	無作為抽出法など	有意抽出法など
分析方法*3	統計解析	質的分析

*2 量的研究の約束ごと
量的研究には，研究を計画する段階でさまざまな約束ごとがあります．それらについては，第Ⅲ章で順次説明していきます．

*3 分析方法
詳細については，第Ⅶ章で述べます．お楽しみに！

MEMO

「研究結果を評価する指標は共通か？」論争とは？

量的研究が主流の学問のなかで，質的研究が市民権を得るためには「質的研究も科学的である」と主張する必要があります．そこで，Lincoln，他[1)]は，量的研究の評価指標を質的研究にもあてはめようと考えました．ちなみに，量的研究においては，研究結果がどれぐらい正確か（＝妥当性）は，内的妥当性・外的妥当性で判断されます．内的妥当性とは，測定法などが正確であるか・繰り返して測定して同じ結果が得られるか（＝再現性）をさします．外的妥当性とは，研究結果が広く応用できるか（＝一般化可能性）をさします．量的研究と共通の「言葉」を使用すれば，質的研究の市民権が得やすいと考え，たとえば，内的妥当性に対応するものとして，分析過程や結果を精査すること（＝信頼性）や，結果がデータに忠実であることを精査すること（＝一致性），外的妥当性に対応するものとして，他の人が研究結果を応用できるように十分な記述をすること（＝応用性）が提案されました．そして量的研究が目指す客観性に対応するものとして，結果が正確であること（＝確実性）が提案されました．

しかし，量的研究指標に対応しているこの指標は，のちの質的研究者から量的研究に迎合しすぎだという批判を浴びることになります．そして，さまざまな評価指標が提案されました．たとえば，Stiles[2)]は，妥当性を確保するための方法として以下の3点を提案しました．

①質的研究による研究結果の質は読み手が判断すること
②調査対象者に研究結果の正確さを判断してもらうこと
③第一分析担当者以外の研究者と研究結果を討議すること

これらに加えて，King[3)]は，分析過程や結果のなかに，分析者の考えや体験が強く反映されていないかどうかを意識して分析することを提案しました．

現在では，多くの質的研究者は，分析を含めたすべての研究過程が大切であると考えています．質的研究の質の確保という視点を示したという点からから見れば，批判はあるものの，Lincoln，他が示した考えにも有益な情報が含まれているといえるでしょう．

それぞれの手法のメリット・デメリット

量的研究と質的研究の違いが何となくわかりましたか？　ここでは，それぞれの手法のメリット・デメリットについて述べます．どのような手法でも万能ということはありません．それぞれの手法のメリットとデメリットを知り，皆さんの研究目的に照らしあわせ，メリットがデメリットを上回るかどうかを吟味してください．次ページの表に，それぞれの手法のメリットとデメリットをまとめました．

手法	量的研究	質的研究
メリット	・データを数量化することができる ・データの信頼性を確保できる ・結果を一般化することができる ・一度に多くのデータを比較的短期間に収集できる ・疾病の発症率，治療の効果，原因などの検討にふさわしい ・多くの研究者に結果を理解してもらえる	・豊かで詳細な文字テキストデータを収集できる ・データ収集と分析の過程で，仮説を構築できる ・経験や意味を明らかにすることを目的とした研究にふさわしい ・先行研究が乏しい分野での探索的研究にふさわしい ・仮説や理論に縛られない自由度がある
デメリット	・仮説に含まれていない独立変数と従属変数との関係は明らかにできない*4 ・研究方法や統計解析に関する深い知識が必要 ・経験や意味を明らかにすることを目的とした研究にはふさわしくない	・結果を一般化することが難しい ・データ収集と分析に多くの時間を要する ・面接と分析に関する高い技術が必要 ・多くの研究者に結果を理解してもらえるわけではない

*4　**仮説から重要事項が抜け落ちる**
これは，何としても避けなければいけません．そのためにも，第Ⅰ章で述べた「文献検索」に時間をかけ，しっかりと仮説を立てましょう．

量的研究と質的研究の関係

前述のように，量的研究と質的研究を完全に二分する考え方から一歩進み，それぞれの手法のデメリットを補うような「折衷案」が提案されています．どのような方法があるか，早速見てみましょう．

1. 得られる結果は一致する？～トライアンギュレーション～

前ページのMEMO【「研究結果を評価する指標は共通か？」論争とは？】で述べた，質的研究により導かれた結果の信用性を高める方法として提案されたものの1つです．その方法は，同一の研究目的に対して，2種類以上の異なる手法*5を個別に使い，独立変数と従属変数を測定するというものです．たとえば，皆さんは小学生を対象として，季節性インフルエンザを予防するための手洗いの実践と，その小学校におけるインフルエンザの発症率との関係を知りたいとします．そこで皆さんは，児童の手洗いの頻度について児童に聞きとり調査（質的研究）を行いました．それと同時に，児童の手洗いの頻度についてアンケート（量的研究）により情報を得ました．その後，それぞれの手法による情報が一致しているかどうかを皆さんは検討します*6．

この際に気をつけなくてはならないのは，同じ研究目的で，それぞれの手法でデータを収集しますから，データ量が膨大になり過ぎないようにするということです．「ただ手元にデータがたくさんあるだけ」という状態に陥らないようにしましょう．

*5　**2種類以上の異なる手法**
余談ですが，研究手法における「トライアンギュレーション」だけでなく，データ収集方法・複数の研究者によるデータ収集と分析・複数の分析方法によるデータ分析を提案した人がいます．興味のある人は章末の参考文献を参照してください．

*6　**一致性の検討**
量的研究と質的研究で得た結果が一致していれば万々歳ですね．しかし，一致していなくても悲観的にならないでください．そこから「次に何をすればよいのか」という方向性をつかむことができますから．

2. 質的研究から得られた結果を量的研究で検証～ファシリテーション～

質的研究により導かれた結果から仮説を構築し，その仮説を量的研究で検証することをさします．たとえば，皆さんが知りたいことを明らかにする質問紙が存在しないとします．そして，皆さんは質問紙を新しく作成したいと思っています．しかし，どのような質問がいいのか，また語句や言いまわしはどのようにしたらいいのか悩むところですよね．そこで，質的研究により，皆さんが知りたいと思っていることについて調査対象者から情報をもらい，そこから得られた結果をもとにして質問文を作成します*7．そして「この質問項目とあの質問項目が似ているから，まとめて１つのグループにしよう」というように，構造を予測します．作成した質問項目をまとめて質問紙とし，量的研究により質問紙の構造や皆さんが聞きたいことが測れるものかどうかの検討を行います．

*7　質的研究の研究結果から質問紙を作成
この方法は，近年多く使われている方法です．

3. 量的研究を質的研究によって補完～コンプレメンタリティ～

量的研究では，ありとあらゆることを考慮して，質問項目や質問紙を選定します．しかし，仮説どおりの結果が出ない場合もあります．そのような場合，質的研究によって，仮説どおりの結果が出なかった理由を探索することが可能です．たとえば，「自宅でのリハビリは難しい」と訴えた脳卒中の患者とその家族に対して，性別・年齢・重症度・リハビリの実施頻度・身体機能の程度などを量的研究により測り，患者の背景情報からは「自宅でのリハビリの困難さ」の理由はわからなかったと仮定します．質的研究により，家族の「自宅でのリハビリは難しい」と感じている要因が「転倒への不安感」であったことが浮き彫りになるかもしれません．このように，それぞれの手法を補うように使用します．

量的研究と質的研究のどちらを選ぶかの基準

ここまで読んできて，皆さんの研究目的に適した手法はどちらか，ぼんやりとでも見えてきましたか？　いろいろなお話をしましたので，ここでは少し整理をしてみようと思います．

1. 研究目的と適切な研究手法との関係はどのようなものか

第Ⅰ章【研究目的を設定しよう！】で，皆さんは研究目的を設定しましたね．仮説がある人はそれを図表にまとめて文章化する，仮説がない人は研究課題を文章化することをお勧めしたかと思います．その図表や文章を見返してみましょう．そのなかに，研究手法を選ぶときの重大なヒントが隠されています．

次ページの表を見てください．第Ⅰ章で私があげた「関心事」から研究目的を設定し，文章化したものを例としてあげました．皆さんは一読した後に，どれがどの手法か，当ててみてください[*8]．

①初発軽度脳卒中を体験した回復期の患者（以下患者）を抱える家族が，自宅でのリハビリの困難さを訴える割合はどれぐらいか？
②患者はどれくらいの頻度で，自宅でリハビリを行っているか？
③家族からの支援が少ない患者は，家族からの支援が多い患者と比べて，自宅でのリハビリテーションの実施頻度が低いか．
④私が担当している患者の家族には，どのようなケアが必要か？
⑤患者を受け持っている医療者は，自宅でのリハビリに対してどのような考えを持っているのか？

〔ヒント〕
- 独立変数・従属変数は数量化できるか？
- 知りたいのは「目の前にいる人」のことか？　一般的なことか？
- 独立変数・従属変数を測る道具（ものさし）はあるか？
- 仮説はあるか？

2. 研究目的に最適な研究手法の決定法

第Ⅰ章，および本章で述べたことと関連づけて，研究手法の決定までの過程をまとめました．次の図を見てください．

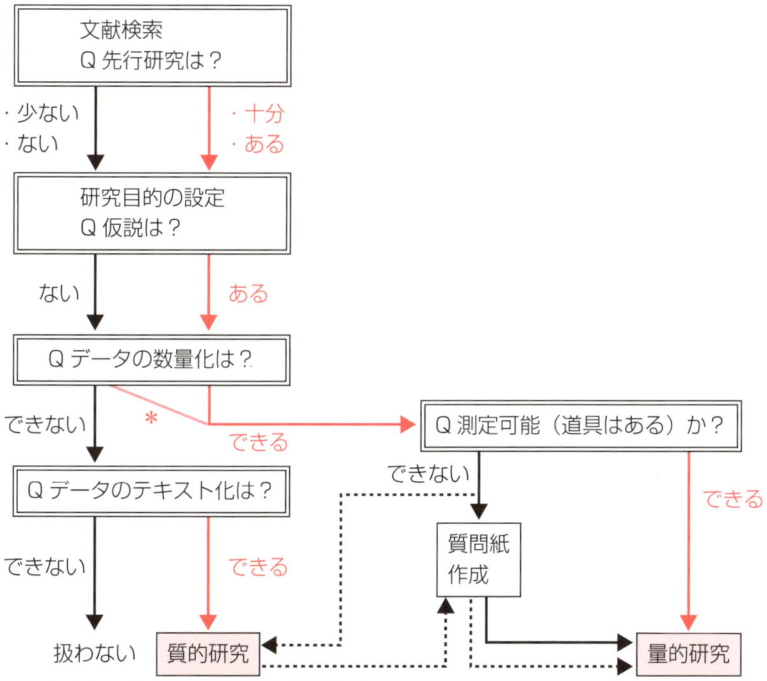

＊：疾病率の算出などの記述を行う場合

＊8　クイズの回答とその理由
①…リハビリの困難さを訴える人の**割合**はどれぐらいか？
➡量的研究（割合は数量化できるから）
②患者は**どれくらいの頻度**で…
➡量的研究（頻度は数量化できるから）
③家族からの支援が少ない患者は，自宅でのリハビリテーションの実施頻度が低いか．
➡量的研究（仮説あり）
④**私が担当している**患者の家族には…
➡質的研究（私の目の前にいる家族のことを知りたいから，患者の家族数名を調査対象とするから）
⑤…**どのような考え**を持っているのか？
➡考え（アウトカム）が測定可能な場合は量的研究
➡考え（アウトカム）が測定不可能な場合は質的研究➡後に量的研究

文献検索の結果から研究目的を決めます．その際に仮説を立てた人で，データが数量化できる人は ⟶ に沿って右側に進んでください．仮説を立てなかった人で，疾病率や何かの割合を知りたいと思っている人も，同様に右側に進んでください．そして，独立変数や従属変数が測定可能かを判断します．客観的な測定が可能であったり，既存の質問紙が利用できたりする場合には量的研究を実施します．これらにあてはまらない場合は，経験知や先行研究を参考にして質問紙を作成したり，┈┈▶ にあるように質的研究を行い，その結果をもとに質問紙を作成したりします．いずれの場合も最終的には量的研究を実施します．

次に，十分な文献検索を行ったけれども，先行研究がない，またはとても少なく仮説が立てられなかった人で，データの数量化ができない人は ⟶ に沿って進んでください．データの文字テキスト化ができる場合には，質的研究を実施します．

［引用文献］
1) Lincoln YS, et al.：Naturalistic inquiry. Sage Publications, 1985
2) Stiles WB：Quality control in qualitative research. Clin Psychol Rev 13：593-618, 1993
3) King E：The use of the self in qualitative research. In：Richardson JTE (ed), Handbook of qualitative research methods for psychology and the social sciences. Wiley Blackwell, 175-188, 1996

［参考文献］
・Grbich C（著），上田礼子，他（訳）：保健医療職のための質的研究入門．医学書院，2003
・Holloway I, et al.（著），野口美和子（監訳）：ナースのための質的研究入門－研究方法から論文作成まで－（第2版）．医学書院，2006
・Denzin NK：The research act in sociology：a theoretical introduction to sociological methods. Butterworth, 2009

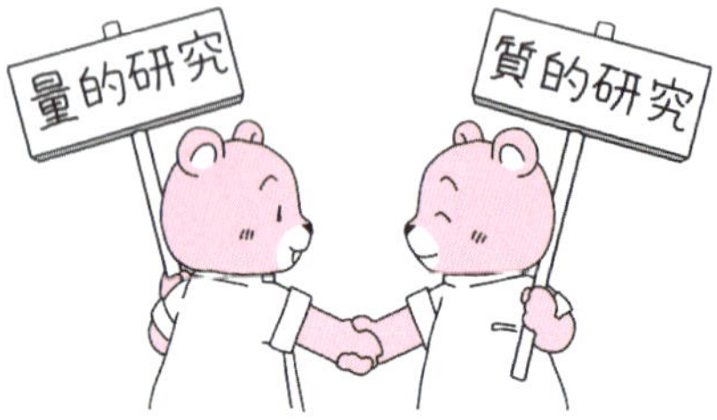

第Ⅲ章
研究計画書を作成しよう！

本章では，皆さんが設定した研究テーマや目的の細部を詰めながら，実行可能な形へと変換する方法について述べます．研究方法に関する基礎知識も同時に紹介します．少し硬い話にはなりますが，必要な知識ですので，おつきあいください．

A　どうして研究計画書を作成するの？

皆さんの考えを研究計画書という形で文章化すると，考えが整理できたり，研究開始までに解決しなくてはならない問題が明確になったり，さらに問題解決に向けての方策をとったりすることができます．たとえば，指導者を探す，統計解析や質的分析の専門家に助言を求める，勉強会に出て新しい知識や技術を蓄える，皆さんの研究テーマに関心がある仲間とネットワークをつくるなど具体的な行動に移すことができるでしょう．また，実行可能な研究[*1]かどうかも，文章化することで客観視することができます．そしてのちに皆さん自身が，研究計画書に沿って調査を行っているかを確認するための資料[*2]となります．

いきなり詳細な研究計画書を作成しようと思ってもなかなか難しいので，研究の概要から書いてみましょう．第Ⅰ章で行った文献検索の成果と，「だれに，何をすると（何があると），何と比べて，どうなるのか」[2)]という文章を，次のように構造化します．①研究題目（研究テーマ），②問題提起（研究の必要性），③研究デザイン，④調査対象者，⑤データ集積方法，⑥仮説（研究課題）[*3]，⑦統計解析（質的分析）法，⑧必要調査対象数．ここまでの内容が固まってきたら，次に，⑨事務的な手続き，⑩倫理的配慮を加えます．①・②・⑥に関しては，第Ⅰ章で，みなさんが明確にしたものを書き入れます．それ以外の項目については，これから述べます．

B　研究計画書に含むべき項目

研究デザイン

面接調査やアンケート調査を1つの調査方法とする疫学研究にはいくつかのタイプがあります．これらは，仮説検証型か記述型か，研究者の立ち位置と時間の流れの時間軸，何らかの介入を行って結果をみるかどうかという視点などから分類することができますが，必ずしも分類が統一されているわけではありません．意味がずれたり，重なったりして多少混乱があります．

記述型には，さまざまな疾病統計，健康調査，病院統計，死亡統計，病理統計なども含まれます．皆さんが行う実地調査やアンケート調査の多くはこのタイプでしょうか．病気に関する記述研究なら，どこの，どんな人に，いつ，どんな病気が，どんな状態で起こり，どん

*1　第Ⅰ章の側注*19で紹介した「PI(E)CO」を使って設定した研究目的を，「FINER」で実行可能な形に絞り込む方法があります[1)]．「FINER」とは，F＝実行可能性〈feasible〉，I＝面白さ〈interesting〉，N＝新規性〈novel〉，E＝倫理性〈ethical〉，R＝必要性〈relevant〉です．第Ⅰ章の【研究意義とは？】（12ページ）で述べた項目と一部重複していますね．

*2　調査員を雇ったり，大規模な，あるいは多施設で研究を行ったりする場合には，「マニュアル」とよばれるものを別に作成する必要があります．各調査員が，マニュアルに記載されていることを遵守することで，研究方法の統一性と研究の質を保つことができます．

*3　繰り返しになりますが，量的研究でも有病率などを算出することが目的の場合は，仮説は必要ありません．また，本書で扱う質的研究にも仮説はありません．

な経過を経るかを調べて記述する研究になります．これを観察研究（observational study）とよぶこともありますが，観察研究は後述する介入研究（intervention study）との対比で用いられることが多いです．さて，その病気の原因は何かを探ろうとする研究をすれば，仮説検証型になります．また，人がどんな医療を求めているかを調査したのみなら記述型ですが，「ある病気をした人では，したことのない人と比べて医療に対する要望にこんな違いがあるはず」として調べれば仮説検証型になります．仮説検証型研究を分析疫学とよぶこともあります．

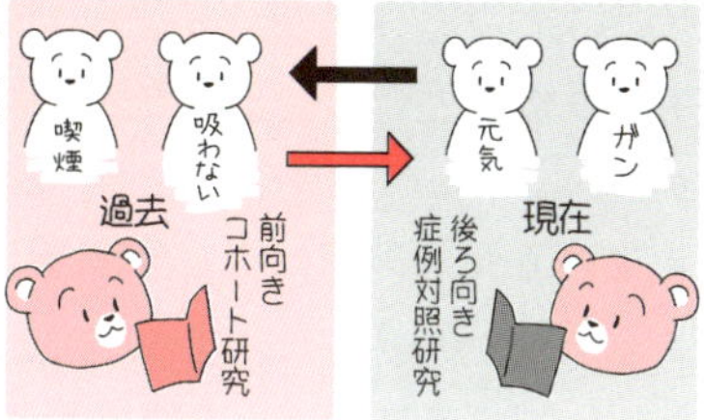

時間軸には，研究者の立ち位置と時間の流れの2つがあります．まず立ち位置ですが，過去にさかのぼって調査すれば後方視的研究，あるいは後ろ向き研究（retrospective study）となります．肺ガン患者と健常者に喫煙歴を尋ね，喫煙者では肺ガンの比率（オッズ比）*4が高いという症例対照研究（case-control study）は後ろ向き研究になります．一方，喫煙するかしないかをまず調べ，その後数十年間経過を追い，喫煙者と非喫煙者の肺ガン発生率の比である比較危険率，あるいは相対危険率（relative risk）*4を算出するコホート研究（cohort study）は前方視的，あるいは前向き研究（prospective study）となります．

時間軸にはもう一面あります．ある時点または期間内に調査をし，それを記述型，あるいは仮説検証型の研究デザインで行えば，横断研究（cross-sectional study）とよびます．一方，ある対象集団を時間経過で追って調べた研究を縦断研究（longitudinal study）といいます．

この違いを端的に表しているよい例が身長や体重などの発育曲線です．0歳から18歳までの発育曲線の作成法には大きく2つあります．まず横断研究です．ある調査時点で0歳から18歳の小児群の身長を測り，各年齢での平均値およびばらつきを表すパーセンタイル*5や標準偏差（第Ⅶ章，92ページ参照）をスプライン関数（統計書参照）という統計手法ででこぼこを滑らかに連ねて作成したものです．一方，縦断研究では，0歳の新生児群を18年間追って身長の変化を調べ，各年齢での平均値とばらつきを同様の関数を利用して連ねたものです．縦断研究は時間と手間がかかりますが，対象人数が少なくなければこちらのほうが優れています．横断研究では，たとえば思春期の急な身長の伸びが緩やかになってしまいます．思春期発現年齢は個人差によりばらつきがあります．年齢が早くて急に伸びるカーブを持つ子と，遅くて急に伸びる子がいて，たとえその急峻さが同じであっても，横断研究手法では思春期発現ではなく年齢でまとめた層の平均値とばらつきを計算しているので，カーブが机上の空論ともいえる，実

*4　**比率の定義**

		疾患		
		あり	なし	
要因	あり	a	b	a+b
	なし	c	d	c+d
		a+c	b+d	

比較危険率：$\frac{a/(a+b)}{c/(c+d)}$

オッズ比：ad/bc

コホート研究では，表の要因ありのa+bと要因なしのc+dをまず選ぶので，a/(a+b) およびc/(c+d) に意味があり有効です．一方，症例対照研究では，まず疾患ありのa+cおよび疾患なしのb+dを有病率に関係なく1：1，1：2など各研究者が恣意的な割合で選ぶのでa/(a+b) およびc/(c+d) は意味がなく無効となります．つまり，分母，分子にこれらがくる比較危険率の計算はできません．したがってオッズ比を計算して，それを比較危険率の近似値とするのです．

*5　**パーセンタイル**

測定値などを小さい方から大きい方へ順に並べ，ある値Pより小さい方にP％が入るとき，その値をPパーセンタイル（Pth percentile）とよびます．たとえば第1四分位は25パーセンタイルで，それ以下に測定値の小さい方から25％(1/4)があります．

際にはそういう子がいないような緩やかな曲線になってしまうのです．縦断研究ではこの平坦化がより少なく，個々人の発育カーブにより近いものになります．

そして介入の有無による分類です．介入型はまた仮説検証型であり，介入が実験ともいえるので，実験型研究（experimental study）ともよばれます．介入の対象が何かによって分類されます．

よく知られているのが臨床試験（clinical trial）です．対象は患者で，ある新しい治療法が従来のものより優れているかを調べる研究です．治療には食事や生活指導なども含まれますが，新薬の効果を調べる場合を治験とよんでいます．ある治療を施す群と，従来の治療あるいは何もしない群に分け，その効果を後で判定します．薬の場合には厳密に行おうとすれば，非新薬群には従来の薬ではなく偽薬（placebo〔プラセボ〕）を与えることになります．患者を無作為（random）に2群に分ければ無作為割付臨床試験（randomized clinical trial：RCT）となります．対象が健常者であれば野外研究（field trial）とよばれます．有名なのは小児麻痺の予防接種です．開発したポリオワクチンの効果を調べるため，ポリオワクチンと，偽薬として生理食塩水を小児に投与して小児麻痺の発生率を調べた研究です．対象を個人でなく，地域や学校，企業単位などの集団とした場合で有名なのは水道水のフッ素化とう歯（虫歯）発生予防の研究です．

ケーススタディの定義はまだ定まっておらず曖昧なのですが，たとえば患者の問題解決を目指す事例（症例）報告とは異なるという見方が一般的です．ケーススタディの調査対象者としては，個人や集団，患者，その家族，医療者などがあげられます．

以上述べたように分類は多少錯綜していますが，各研究タイプの特徴を次ページの表にまとめました．このうちのどれを選択するかは，まず研究目的，仮説を検証する研究にするかどうか，次いでかかる時間や手間，費用などのコストと遂行可能性，それに疾患頻度などを考慮します．たとえば，コホート研究ではとても長い時間がかかり，対象人数が少ないと疾患発生者が少なすぎることもあるので通常かなり多くなり，経過を追う作業も大変です．しかし，比較危険率が直接計算できるという利点があります．その他の長所，短所も表に示しました．一方，症例対照研究は時間もかからず，疾患頻度が低くてもあらかじめ症例を把握するので問題は少なく，対象人数がさほど多くなくても大丈夫です．しかし，対照の選択の仕方によって結果が大きく異なってくる危険性があり，要因の調査にも大きなバイアスがかかる可能性があります．加えて比較危険率が直接計算されずオッズ比となり，頻度の低い疾患では比の信頼性が低くなる欠点があります．

これらのことを参考に，ある程度どのタイプにするかを決めたら，

研究デザインとその特徴

名称	定義	方法	特徴
記述研究 (descriptive study)	集団内の健康状態を観察する	性，年齢，疾患などの生物的要因および職業，居住環境，習慣などの社会要因と健康状態との関連を年・月・日内変動などの時間的推移の視点も加えて頻度や分布などの特徴をとらえ，寄与要因を推定する．地域間，国際比較なども	仮説検証型ではないが，幅広く俯瞰的に事実を把握できる
横断研究 (cross-sectional study)	集団内の個人全員を対象に，ある一時点での調査から，要因と疾患頻度の関連を推定する	人の属性や環境要因を含むアンケート・面接調査，健診結果など，既存資料あるいは新規に得たデータから，これらの情報と疾患頻度の関連から寄与要因を探る．記述的でもあり，仮説検証型にもなる	集団内での有病率（prevalence）が得られるので有病調査（prevalence study）とも．生涯変動の少ない要因である宗教，人種，職業，生活習慣などと慢性疾患の関連検討には優れるが，短期で変動する要因や罹患期間が短い疾患には適さない．比較的コストが少なく短期間でできるが，発生率は算出できず，因果関係の推定にも弱い
縦断研究 (longitudinal study)	集団内の個人の健康状態や測定指標を時間経過とともに何度も追跡調査する	最初に把握した一定の条件を満たす対象個人を定期的に追跡調査し，調査目的の測定指標や健康状態と，要因や測定指標との関連を解析する	長い期間かかるものもあり，追跡調査には人的資源など経費がかかるので，対象数に限界がある．解析手法は複雑
コホート研究 (cohort study)	ある曝露要因を持つ人と持たない人のグループ（コホート）で調査目的の健康状態（疾患）をまだ発生していない人を対象にある期間追跡する	通常調査開始時点から前向きに健康状態（疾患など）の発生を追跡するが（前向きコホート研究），過去のある時点での曝露状況からコホートを設定して記された過去の経過から健康状態の発生を把握する方法（後ろ向きコホート研究）もある．各コホート内の発生率の比を比較危険率として曝露要因があると発生率が何倍になるかを算出する	調査目的の健康状態は複数も可能で，コホートも通常2群だが，曝露レベル段階などで分けた2群以上も可能．発生の少ない健康状態（希少疾患）の研究には適さず，通常各コホートは目的の健康状態によって十分大きい必要がある．前向きコホート研究では時間がかかり，追跡にコストもかかる
症例対照研究 (case-control study)	調査目的の健康状態（疾患）に罹患した症例集団と罹患してない対照集団間で調査目的の要因を有する割合を比較検討する	症例は病院，地域内などから選び，対照も同様に選ぶが，対照選択には無作為選出（random）や，性，年齢，環境要因などが症例と同じとなるよう1例ずつマッチさせる方法もある．症例群および対照群をコホート研究から抽出するネスト化症例対照研究もある	目的健康状態（疾患）は通常1つのみだが希少疾患でも可能．要因は複数も可能．時間的，人的コスト，規模は大きくならない．対照の選択の仕方によって結果が大きく異なる危険性があり，対照選択が難しい．曝露群では非曝露群の何倍かという比較危険率を算出できず，オッズ比を近似値とする
無作為割付試験 (randomized clinical trial study)	ある疾患を有する患者を無作為(random)に新しい治療法を行う群とそうでない群に分け，その効果を評価する	この研究に同意した患者を無作為に通常2群に分け，一方には新薬や手術など新しい治療法を行い，もう一方には従来の治療法ないしは偽薬（placebo（プラセボ））などを用いて，軽快，治癒などのその後の経過を比較検討する．介入は薬などに限らず，診断法や食事などの場合もある	介入どおりでなかった脱落者がある場合は除外せずにintent-to-treat法(割付の治療が他方であっても，あくまで最初の割付群に入れて解析する方法)による解析を行うなど，その実行には細心の注意が必要である．また，効果未確認の治療法を試したり，一方には偽薬を用いたりと倫理的問題もある

（つづく）

（つづき）

野外研究（field study）	調査目的の健康状態（疾患）のまだない人に対して介入を行い，介入をしない人との間で目的の健常状態（疾患）の発生状況を比較検討する．対象を人ではなく地域単位とする場合は地域介入研究（community intervention study）とよぶ	介入には食事や運動などの生活習慣の変更，予防接種や検診などがある．介入群と非介入群は通常無作為に選択するが，地域介入研究ではこれが困難なことも多い	長期間にわたる場合はコストがかかり，転入，転出などの問題も生じる．両群選択が無作為でない場合はいずれか，あるいは両群の選択にバイアスがかかり結果もゆがめられる
生態学的研究（ecological study）	観察対象を個人ではなく，学校，職場，市町村，国などの集団とし，健康状態（疾患）の頻度と要因の割合の違いや集団内での関連性の検討から発生原因を探る		種々の地域・国別既存統計・調査資料を利用でき，コストが低く短期間で可能．また経時的推移からの検討も容易．だが，集団から推定される関連が個人に適用できない可能性もはらんでいる．どの国や地域，どんな習慣がどんな健康状態と関連しているかを調査し，原因の推定をする
ケーススタディ（case study）	個人，あるいは集団の実際的な問題解決を目指し，詳細な情報を収集し，分析する	個人，あるいは集団の情報を，診療（看護）記録，時間的経過・出来事に焦点を当てて収集し，詳細な記述や仮説の構築を行う	数少ない症例に対応でき，複雑な事象や人間の内面の詳細な記述や時間経過の詳細な把握ができる

その研究タイプの長所，短所，遂行および解析上の注意などについて，改めて章末の参考文献を参照してください．

調査対象者

量的研究を行う場合，調査対象者の選定（＝サンプリング）には注意が必要です．第Ⅱ章で，研究結果の「一般化可能性」について述べました（19 ページ）．皆さんが選ぼうとしている調査対象者は，どれだけ研究目的に合致した集団を代表しているのかを常に意識する必要があります．第Ⅱ章の例では，私の研究結果を適用しようとする集団は，世界中の「初発軽度脳卒中患者」全員ということになります*6．しかし，この集団に対して調査を行うことは不可能なので，その集団のなかで，私が接することができる，つまり研究可能性が高い集団を設定します*7．実際には，所属施設内の患者をこの集団と設定することが多いと思います*8．その調査対象集団のなかから，実際に調査に参加する患者をサンプリングするわけです*9．

サンプリングの際，どのような特性の人を含め，あるいは含めないといった基準*10を設定しておく必要があります．そうすることで，サンプリングの途中で基準について迷うことがなくなります．包含基

*6　これを母集団とよびます．

*7　これを調査対象集団とよびます．

*8　ある疾病の有病率を調べる場合には，専門医療施設や大学病院などに通院，あるいは入院している患者は似通っていることが多いため，1 施設内からのデータには偏りが出やすく，結果の一般化可能性には十分ではありません．

*9　調査に参加する者を標本（調査対象者）とよびます．母集団と標本については，第Ⅶ章A【アンケート調査を行った場合→統計解析を行おう！】（92 ページ）で詳しく述べます．

*10　ある特性や属性を持った人を含む基準を「包含基準」，含まない基準を「除外基準」とよびます．

準としては，年齢・性別・疾患名・症状・重症度などを定義づけます．また，除外基準として，たとえば言語能力に問題がある人や精神的に不安定な人などを定義づけます[*11]．

質的研究を行う場合，第Ⅱ章で，研究結果の一般化は求めないと述べました．質的研究の多くが，アクセス可能な集団から調査対象者をサンプリングしますが，調査対象者の背景情報（属性）が偏らないように注意を払います．そして，量的研究同様，包含・除外基準を事前に設定します．

次の表を見てください．サンプリングの方法とその特徴をまとめました．

総称	簡便法[*12]	確率法
特徴	・調査対象者の基準を満たす者すべてを調査対象とする方法 ・経済的で実行が容易 ・臨床研究に適しているが，代表性に欠ける	・すべての人を無作為に選定する方法 ・研究結果を母集団へ適用できるかを統計解析により推定可能 ・臨床研究では難しい[*13]
種類	**連続サンプル** 季節変動などを超えるほど，長期に連続してサンプリングする	**単純確率法** 母集団のなかから，乱数表[*14]を用いて調査対象者を選定
		系統的確率法 母集団のなかから，規則的に調査対象者を選定
		層化確率法 母集団を個人特性により分類し（層化），各層から等しく調査対象者数を選定
		クラスターサンプリング 地区や病院などをサンプリング単位として選定

データの集積方法

次に，どのような方法で調査対象者から情報を得るかについて考えていきましょう．

1. アンケート調査と面接調査

データの集積方法として，「アンケート調査」と「面接調査」があります．アンケート調査のなかには，郵送で調査を依頼し後日回答を回収する「郵送調査[*15]」，電話で調査を依頼し，その場で回答を回収する「電話調査」，インターネットを介して調査を依頼しその場で回答を回収する「ネット調査[*16]」があります．そして，面接調査のなかには，調査員と調査対象者が 1 対 1 で対面する「個人面接」と 1，あるいは 2 対複数で対面する「グループ面接[*17]」，あらかじめ決めら

＊11　脳卒中の例でいえば，自宅でリハビリテーションをしている患者ですから，包含基準は「初発・軽度・維持期」，そして除外基準は「調査に参加できないほどの言語障害・コミュニケーション障害を併発している患者」と設定することができます．

＊12　質的研究では目的抽出法とよびます．表に記した簡便法の他に，さまざまな方法があります．目的抽出法の詳細について興味のある人は，章末の参考文献を参照してください．

＊13　あくまでも調査対象者のサンプリングの話です．臨床試験で治療法の効果などを検討する際に，患者を治療群と非治療群とに分ける「無作為割付」の意味ではありません．

＊14　電話調査で使用される「ランダムダイヤルデジット」という方法は，コンピュータが乱数表をもとに無作為に電話番号を作成します．

＊15　郵送調査の回収方法は，郵便で返送してもらう方法と，調査対象者（施設内であれば回収場所）に預けておいて，1 週間ぐらい後に調査員が回収しに行く「置きとめ法」があります．

＊16　**ネット調査**
ネット調査では，質問紙をインターネット上に公開する作業が必要になります．HTML 言語が書けなくても，最近はさまざまなソフトが販売されているので活用してみましょう．調査対象者が回答し終えた時点で，その回答は自動的に保存されます．重複して回答した人のデータを見分ける機能が付いているソフトもあります．回答途中で気が変わったり，急用ができたりして調査参加を取りやめた人が，再度戻ってきた場合のデータをどのように扱うのかを決めておく必要があるでしょう．
ネット調査は，ネットワーク管理者（所属施設など）がきちん

れた質問項目を読みあげ，回答を書きとめる「構造化面接」，主となる複数の質問と必要にあわせて追求質問を加える「半構造化面接」，1つか2つの主となる質問と追求質問を加える「非構造化面接」があります．次の表を見てください．それぞれの特徴をまとめました．

特徴	アンケート調査			面接調査			
	郵送調査	電話調査	ネット調査	構造化面接	半構造化面接	非構造化面接	グループ面接
質問紙使用可	○	○	○	○	×	×	×
自記式	○	×	○	×	×	×	×
複雑な質問に対応可	×	×	×	○	○	○	○
多くの質問数に対応可	△*18	×	△*18	○	×	×	×
追求質問の付加可	×	×	×	×	○	○	○
無記名式可	○	×	○	×	×	×	×
回答の不備に対応可	△*19	○	×	○	○	○	○
広範囲で実施可能*20	○	○	○	△	×	×	×
短期間で収集可能	○	○	○	×	×	×	○
良好な回答率*21	×	○	×	○	○	○	○
回答者の確認*22	×	△	×	○	○	○	○
調査員の訓練	×	○	×	○	○	○	○
結果を数量化	○	○	○	○	×	×	×

○：可能，×：不可，△：条件付で可

これらの方法の選択は，研究目的の他に，皆さんが費やせる研究資金，時間的な制約，技術などを総合的に考えあわせて決めていきます．

2. 質問紙は何を使用するか・質問内容はどのようなものか

質問紙を使用する場合，どの質問紙を使用するかは皆さんが測定しようとしている変数の内容によって決まります．第Ⅰ章で設定した皆さんの仮説のなかでは，何が独立変数で，何が従属変数でしたか．それらを構成する概念を明確にすることが質問紙選びの第一歩です．その概念が既存の質問紙で測定できると判断した場合には，質問紙の信頼性・妥当性・入手方法・使用制限などを確認したうえで使用します．なるべくなら標準化されている質問紙や，皆さんの研究テーマに

とデータの流出を監視し，ウイルスから防御する対策がとられている環境で行うのが望ましいです．

＊17　グループ面接
グループ面接は大きく分けて，①フォーカスグループ・インタビュー，②ノミナル法，③デルファイ法があります．おもに研究に使われるのは，①のフォーカスグループ・インタビューです．②と③は，特定の個人の意見が強く反映されないようにしつつ，ある分野の専門家たちの意見をまとめる際に使われます．本書ではグループ面接＝フォーカスグループ・インタビューとして取り扱っています．通常は話しあいの進行をするファシリテーターとそれを補佐するサブファシリテーターの2名が調査員として参加します．各グループ面接の詳しい内容は，章末の参考文献を参照してください．

＊18　質問数を多く設定することはできますが，回答率の低下や無回答を招くことが多いです．

＊19　郵送調査では，記名式にすれば，回答の不備を尋ね修正することが可能です．

＊20　多くの調査員がいれば可能です．

＊21　回答率
回答率はデータの一般化可能性に影響を与えます．調査に参加しなかった人の背景情報が入手できる場合には，参加した人としなかった人とを比較するとよいでしょう．

＊22　調査対象者がきちんと回答しているかを確認できるのは面接調査だけです．また，調査対象者の回答に周囲の人の意見や指示が反映されていないことも確認できます．この点においてはデータが信頼できるといえますが，調査員の面接技術により，そのデータに影響が出ない

関する研究で頻繁に使われている質問紙を使うようにしましょう．一方，既存の質問紙が適切ではないと判断した場合は，皆さん自身で質問紙の作成を行います．また質問紙を使用しない場合にも，皆さんの研究テーマに沿った質問内容を作成します．これらの詳細については第Ⅳ章で述べます．

3. データの記録法

データの記録法は，データの収集方法に関連しています．質問紙を使用する場合，調査対象者が直接回答を書き込む自記式，調査員が調査対象者の回答を聞き取り，書きとめる他記式があります．そして，質問紙を使用しない面接調査の多くの場合では，会話を録音する方法*23がとられます．

4. 調査対象者の募集

調査対象者の募集方法は，サンプリング方法と深い関連があります．皆さんはどの集団からサンプリングを行う予定でしょうか．自分が所属している施設から簡便法でサンプリングを行うのであれば，責任者に許可をとり，条件にあった調査対象者１人ずつに直接声をかける方法があります．施設に関係なく募集したい場合には，調査対象者が読みそうな雑誌やインターネット上に広告を掲載したりすることも可能です．確率法でサンプリングを行うのであれば，あらかじめ調査対象者が決まっていますから，依頼文*24を郵送して募集をします．面接調査をする予定であれば，依頼文が手元に届いた頃合をみはからって電話で直接調査内容の説明をするようにしましょう．そうすることで，調査対象者が皆さんを知るきっかけとなり，その後の面接調査もスムーズに運びます．

5. 調査環境（時期・場所・時間）

前述の７つのデータ収集方法のいずれも調査時期を設定する必要があります*25．アンケート調査の実施場所は，調査対象者の自宅かネット上です．面接調査に関しては，調査対象者の都合を優先させて，場所と時間の設定を事前に調整します*26．候補として考えられるのは，調査対象者の自宅（訪問調査）か，皆さんの所属施設の会議室やセミナールームでしょうか．プライバシーが確保できる場所を設定しましょう．施設の予約なども必要な場合があります．余裕を持って計画を立てて調整します．

予定している統計解析・質的分析法

第Ⅰ章で立てた仮説・研究課題により，使用する統計解析手法・質的分析法は異なります．私の仮説「身体的機能が低い脳卒中患者は，身体的機能が高い患者と比べて，自宅でのリハビリテーションの実施頻度が低い」を再び例にとります（身体機能は質問紙により測定可能

とはいいきれません．

＊23　質問紙を使用しない面接調査の場合の記録方法として，録音の他に，①面接をしながら書きとめる方法，②面接終了後内容を書きだす方法，③ビデオテープに録画する方法，があります．①では，会話内容をすべて書きとめることは速記技術でもない限りできませんので，話の要点をまとめながら記録します．②では面接中は「聞く」ことに徹します．調査員の記憶に頼るところが大きいので，会話の細部が曖昧になりやすく，時間が経つほど，調査員の主観や解釈が入りやすくなります．③は調査対象者の言葉だけでなく，表情や行動までも分析対象にする場合に適しています．

＊24　アンケート調査の場合，手違いで調査対象者に該当しない人に質問紙を郵送してしまったり，電話をかけてしまったりすることがあります．インターネットでの調査の場合，いろいろな人がウェブサイトに訪れる可能性があります．研究目的と調査対象者を明示し，調査対象者のみからデータを回収するようにします．また，倫理的配慮や同意方法についての説明も必要です．最後に，皆さんの名前（研究代表者）と連絡先を入れて，完成です．郵送調査の際の依頼文を付録１に載せてあります．適宜語句を入れ替えれば，他のデータ収集方法にも応用できると思います．

＊25　本書では，調査実施に必要な作業を順を追って述べています．各章に書かれている内容を，皆さんがどれぐらいの期間で完了することができるのか考えてください．たとえば，「○月初旬～○月下旬　データ収集」というように，月単位でスケジュールを組み，何か月で終了させるのかを概算しましょう．

＊26　私たちが行った訪問調査[3]では，調査対象者（白血病・脳

で，かつその高・低を区分する基準値を持つ質問紙を使用すると仮定します．データを収集すれば，調査対象者を身体機能が高い群と低い群に分けることができるわけです）．この仮説を統計学の世界にふさわしいように書き換えると，「身体的機能得点が高い群と低い群で，自宅でのリハビリテーションの実施頻度に差がある」（対立仮説とよびます）となります．しかし，統計学の世界では，私の仮説とは逆の「身体的機能得点が高い群と低い群で，リハビリテーションの実施頻度に差がない」という仮説*27（帰無仮説とよびます）をはじめに立て，この帰無仮説を棄却できるかの判断を統計解析により求めます．棄却されれば，自動的に対立仮説を支持することになります．

どの統計手法を使うかは，皆さんの仮説やどのようなデータを収集するのかにより異なります．必要な調査対象者数の算出にも影響を及ぼすので，使用予定の統計手法を調査前に決めておきましょう．どの手法が適切かの判断が不安なときには，統計解析の専門家に相談してください．質的研究では，どの分析方法を使用するかによって，サンプリング方法が変わる場合があるので，こちらもあらかじめ分析方法*28を決めておきましょう．

調査対象者数はどれくらい必要か？

調査研究でどのくらいの対象数にすべきか，これにはいろいろな要素が絡み，とても難しい問題です．統計学的には多いほうがいいに決まっていますが，そうするといろいろな意味でのコストがかさみます．うまく折りあえる数を決めるということになります．

統計学的に必要な数の算出法は第Ⅶ章A【アンケート調査を行った場合→統計解析を行おう！】（92ページ）で述べますが，当然，調査への同意割合，途中脱落数，解析不適数なども事前に考慮する必要があります．日本での郵送などによるアンケート調査の回収率はおおむね50～60％となっています．これらに加え，調査期間とその期間内に集まるかも考慮しなければなりません．

十分な対象数が得られないからといって，最初から投げだしてしまうこともありません．近年メタアナリシスが増え，対象数が足りなくてもきちんとした計画のもと，正しく遂行された研究であれば拾いあげてもらってそれなりに評価されることになるからです．しかし，この場合でも論文となっていないと難しいので，投稿先に過度にこだわらず，とにかく掲載しておくよう心がけましょう．

事務局を設置するか？

主任研究者なら必須ですが，共同研究者でも規模によっては必要ですし，研究協力者や独自で実施する場合でも，たとえ名称だけであっ

腫瘍の子ども，あるいは健常児）の家庭に電話をかけ日程調整を行いました．連絡に要した日数は平均で4日でしたが，電話連絡がつくまでに約2か月かかるケースもありました．連絡がつきやすい時間帯は16時頃という傾向が認められました．調査対象者の特性により，この傾向は変わってくるかと思われますがご参考まで．

*27　先ほど【調査対象者】（30ページ）で母集団について述べました．帰無仮説は，その母集団において「身体的機能得点が高い群と低い群で，リハビリテーションの実施頻度に差がない」とします．そして統計解析により，得られた結果が母集団に適用できるかを「推定」する作業を行います．詳細については第Ⅶ章A【アンケート調査を行った場合→統計解析を行おう！】（92ページ）で述べます．

*28　第Ⅶ章で，質的分析の種類を紹介しています．参考にしてください．

ても事務局はあったほうがいろいろ便利です．スタッフをおけなくても，調査対象者に対して連絡先としての記載が必要ですし，内線や個人のメールアドレスであっても格好がつきます．「こういう研究をしている」という旗印にもなります．

調査員・スタッフの確保をどうするか？

助成金が不十分であれば自身で調査を行うのもやむを得ませんが，週1～2日の非常勤スタッフでも，いるといないとでは大きな違いがあります．本業で自身がいつも不在でも連絡可能時間が設定できるのが大きいでしょう．新聞広告，アルバイトや職探しの雑誌，ネット求人などで人材が得られることが多いですが，同様の研究を行った人から紹介してもらうのもよいでしょう．

謝金の有無と支払い法

協力してくれた調査対象者には謝金を支払うことが多くなってきました．研究費がそういう名目で使いやすくなったことや，社会の変化によります．このための金融機関口座が必要になりますが，実務上やっかいな点も少なくありません．以前は少額であれば，事務処理上も扱いが楽なのでテレホンカードなどを郵送していましたが，今ではコンビニなどでも使える商品券などがよいでしょうか．

調査研究時および終了後のデータの扱い方

調査対象者のプライバシー保護が重要視されるようになり，協力を依頼する時点でこの点についても明記するようになってきています．当該研究以外でのデータの使用はしないこと，研究終了時には破棄すること，データ管理の責任者はだれなのか，などを明記するのが通例です．

データはどうしても必要な場合以外は匿名化します．いつ，だれに見られてしまうかわかりませんし，最近ではパソコン内のデータがいろいろな原因で漏出する事例も少なくありません．他のデータとリンクする場合には，番号などをつけて別の資料や研究データとの連結が可能な連結可能匿名化にするとよいでしょう．個人の特定が可能な氏名や生年月日などと番号の照合表が必要な場合には，それを管理する最小限の人がアクセスできる形で鍵をかけての保存が望まれます．こういった手続きをとることで，研究の質への信頼性を担保することにもなります．

C　倫理委員会への申請・審査・承認とインフォームド・コンセントは必要？

倫理委員会の承認を得なければならない研究というのは限られています．新しい治療法や診断法の有効性を確かめる医学研究，予防対策などでも何らかの介入を伴う研究，人の血液や組織など人体から得た試料や診療記録を個人を特定できる形で利用する研究です．したがって，これらを含まない通常の疫学研究では，倫理委員会の承認を得る必要性のあるものはほとんどないといってよいでしょう．面接やアンケート調査で，前述のような研究が付随していなければ，倫理委員会への申請と承認は現時点では必要ないといえます．ただし，専門誌や学会によっては，倫理委員会の承認やインフォームド・コンセントを得ていない研究論文は受けつけないという場合もあるので，確認は必要でしょう．

皆さんの所属施設に設置された倫理委員会（institutional review board：IRB）や学会の倫理委員会は専用の申請用紙を用意している場合が多く，何をどのように記載すべきか手引きがあります．それに従って書けばよいでしょう．ただ，ちょっとやっかいなのは，科学的に妥当でなければ倫理に反するという考えがあり，研究のデザインや方法についてもコメントがつき，場合によっては修正が求められることです．専門家に相談しなければならないこともあるので心にとめておきましょう．

複数施設で実施する共同研究の場合，倫理審査は研究代表者の所属する機関で承認を得ればよい場合と，各施設で承認を得る必要がある場合があります．研究計画の段階で確認しましょう．倫理基準はまだ未成熟な点も残っており，今後も変わってくることもあるので，詳細を含め参考文献にあげた指針などで研究実施前に確認しましょう．また，各種学会が倫理指針を示し，学会で倫理審査を行っている場合もあるので，関連分野の学会サイトで調べてみましょう．審査は短くて1～2か月，通常数か月，長いと1年以上もかかることがあるので，自身が申請する倫理委員会では承認までにどれくらいかかるのかをあらかじめ調べておく必要があります．

さて，アンケートや面接調査を含むことの多い疫学研究では，日本疫学会が倫理指針を定めています．この学会の会員が行う研究についてはこの指針に従うことを求めていますが，規制というよりは研究を推進しやすくするための指針で，「この指針に従えば倫理上問題はありません」という羅針盤といえます．「倫理上問題がないか疑問があれば，日本疫学会倫理審査委員会へ申請すれば審査をします」というスタンスです．あるいは，「そういう場合は皆さんの所属施設の倫理委員会での承認を得ておけば無難でしょう」という助言です．

このなかではインフォームド・コンセントについても指針を示しています．次の表を見てください．これによれば，通常の面接やアンケート調査では別途書面でインフォームド・コンセントを得る必要はないといえます．回答したということで了承が得られたとすることもできます．インフォームド・コンセントが必要でない場合も，研究の内容や実施方法などを公開することが求められます．

インフォームド・コンセントが必要，不必要な研究

インフォームド・コンセント	研究の内容
文書で必要	・遺伝子解析を伴う ・治療や予防策などの介入を伴う ・侵襲性のある方法でデータを得る ・曝露情報の確認のため臓器などを保存する
口頭で必要	・通常の診療内で得た人体試料を用いる
必ずしも必要ない	・集団を対象とするもので調査実施可能となっている ・既存データの利用でインフォームド・コンセントを改めて得ることが不可能 ・既存の試料の利用でインフォームド・コンセントを改めて得ることが困難な場合で，個人同定情報が除去されている ・対象者が死亡している場合で生前不許可の意志が明示されていない

（日本疫学会：疫学研究を実施するにあたっての倫理指針．2006 より作成）

このように必須といえないまでも，面接やアンケート調査でも，インフォームド・コンセントで明示すべきと定めている項目のうち，次にあげる点については調査用紙やお願いの文書に記載することが望ましいといえます．

①参加は任意であること
②非参加でも何ら不利益を受けないこと
③いつでも撤回できること
④研究目的以外には利用しないこと
⑤研究の意義・目的・方法・期間，成果が発表されること
⑥資料などの保存期間
⑦問いあわせなどの連絡先

［引用文献］
1）Hulley SB, et al.（著），木原雅子，他（訳）：医学的研究のデザイン－研究の質を高める疫学的アプローチ－（第 3 版）．メディカル・サイエンス・インターナショナル，2009
2）福原俊一：リサーチ・クエスチョンの作り方－診療上の疑問を研究可能な形に－（第 2 版）．認定 NPO 法人健康医療研究機構（iHope），61，2010

3）土屋雅子，他：疫学研究での訪問調査面接－日程調整の問題点と対策－．Journal of Epidemiology 12：163, 2002

［参考文献・URL］

・折笠秀樹：臨床研究デザイン－医学研究における統計入門－．真興交易医書出版部，1995
・Brenner M, et al.（eds）：The research interview；uses and approaches. Academic Press, 1985
・Patton MQ：Qualitative evaluation & research methods（2nd ed）. Sage Publications, 1990
・Vaughn S, et al.（著），井下理，他（訳）：グループ・インタビューの技法．慶應義塾大学出版会，1999
・Rothman KJ（著），矢野栄二，他（監訳）：ロスマンの疫学－科学的思考への誘い－．篠原出版新社，2004
・日本疫学会：はじめて学ぶやさしい疫学（改訂第2版）．南江堂，2010
・Rothman KJ, et al.：Modern Epidemiology（3rd ed）. Lippincott Williams & Wilkins, 2007
・World Medical Association Declaration of Helsinki. ヘルシンキ宣言．2008年修正
[http://www.med.or.jp/wma/helsinki08_j.html]
・OECD Guidelines on the Protection of Privacy and Transborder Flows of Personal Data．プライバシー保護と個人データの国際流通についてのガイドライン．
[http://www.oecd.org/document/18/0,3343,en_2649_34255_1815186_1_1_1_1,00.html]
・UNESCO：Universal Declaration on Bioethics and Human Rights. 生命倫理と人権に関する世界宣言．2005
[http://www.mext.go.jp/b_menu/shingi/gijyutu/gijyutu1/shiryo/06090410/009/001.pdf]
・個人情報の保護に関する法律．平成21年改正
[http://www.caa.go.jp/seikatsu/kojin/houritsu/index.html]
・文部科学省，厚生労働省，経済産業省：ヒトゲノム・遺伝子解析研究に関する倫理指針．平成20年改正
[http://www.lifescience.mext.go.jp/files/pdf/40_126.pdf]
・文部科学省，厚生労働省：疫学研究に関する倫理指針．平成20年改正
[http://www.mhlw.go.jp/general/seido/kousei/i-kenkyu/ekigaku/0504sisin.html]
・厚生労働省：臨床研究に関する倫理指針．平成20年改正
[http://www.mhlw.go.jp/general/seido/kousei/i-kenkyu/rinsyo/dl/shishin.pdf]
・日本疫学会：疫学研究を実施するにあたっての倫理宣言．2002
[http://wwwsoc.nii.ac.jp/jea/rinri/sengen.pdf]
・日本疫学会：疫学研究を実施するにあたっての倫理指針．2006
[http://wwwsoc.nii.ac.jp/jea/main/shisin.html]
・松本孚，他（編）：新版 看護のためのわかりやすいケーススタディの進め方－テーマの決め方からレポートの作成・発表まで－．照林社，2009
・Yin RK：Case study research；design and methods；applied social research methods series volume 5（4th ed）. Sage publications, 2008

COLUMN

研究助成金を得る方法　～申請しないでむしろ共同研究者，研究協力者になる～

どんな研究助成金があるかはインターネットで調べるのがよいでしょう．ところで，研究助成金のほとんどは申請者の資格を定めています．助成の目的，助成団体によって違いはありますが，博士か同等の資格を持っていることというのが多いです．この本を読んで研究をしようという人のなかにはこの資格のない人もいるでしょう．しかし，心配はいりません．申請者になるのは難しいかもしれませんが，そういう資格がなくても共同研究者，あるいは研究協力者になることは可能だからです．

ではどうやって？　一言でいえば，申請者となるような人とお友達になればいいのです．その人と同じ分野，あるいは協力しあえる分野であれば鬼に金棒ですし，そうでなくても役に立てる経験や技術，人脈，職場など自分のフィールドを持っていれば大いに可能性があります．

どうやって知りあうか．まず学会や研究会に出席し，できればターゲットとしたその人の発表に対して好意的な質問をして顔を覚えてもらいます．大きな会場での質問に尻込みするのであれば，発表後に会場の外でつかまえて質問しましょう．自分の研究に質問されて嫌な思いをする人はいません．むしろ好意を示すでしょう．このとき必ず名刺交換をしましょう．そして，会費はとられますが，懇親会には必ず出ましょう．そうすれば時間はたっぷりあるし，お酒も入って上機嫌，さらにその人でなくても，だれか研究班に入れてくれそうな人をその場で紹介してくれるでしょう．懇親会でも必ず名刺を交換し，その後手紙やメールでフォローもしておきます．その後，いつ問いあわせやお願いをすることになるかわかりません．ただ，こういう会場で自分の行った，あるいは行おうとしている研究の計画書や資料を渡すのはよくありません．荷物になって迷惑ですし，どこかへ消えてしまうおそれもあります．後で送るのがよいでしょう．顔つなぎにもなります．

このようにふだんから顔見知りを増やし，その人のつてを介して紹介してもらう土壌を耕しておくのです．もちろん，上司や指導者があれば，まずその人たちに紹介してもらうように相談することが先決であることはいうまでもありません．

なお，最後に共同研究者と研究協力者の違いです．前者は研究費の分担を受けて研究費の管理を行い，分担部分の研究報告書の作成が求められます．分担研究者がその束ね役となります．必ずしも前述の資格が必要ではありません．研究申請時に共同研究者名は必要なので，1年くらい前までには段取りをしておき，時期を失しないよう注意が必要です．研究協力者は，助成金はより少額ながら受けられますが，ふつう研究報告書や経理報告書の作成は不要で，これらは主任研究者や分担研究者が代わって行います．また，申請時に名を連ねなくても，後からなることができる場合が多いといえます．

このような形で研究助成金を得ることのメリットはとても大きいです．多少とも研究費が手元にある便利さはありますが，なにより助成金を受けていれば，職場でその研究をする大義名分ができることです．周囲の人の協力も得られやすくなるし，職務専念義務が免除されて勤務時間内に調査や研究と称して外へ出かけることも可能になります．

第Ⅳ章
アンケート・面接調査で使う質問紙・インタビューガイドを作成しよう！

第Ⅲ章【研究計画書を作成しよう！】のなかで，具体的にはふれなかった項目「質問紙とインタビューガイドの作成」について述べます．それらの作成にあたり，約束ごとがいくつかあるので，適宜説明を加えて紹介していきます．皆さんが聞きたいことを調査対象者から聞きだせる質問紙・インタビューガイドを一緒につくっていきましょう．

A　質問紙・インタビューガイド作成の前に理解しておきたいポイント

質問紙・インタビューガイド*1の作成は，ただ闇雲に質問文をつくり，好きなように並べていけばよいというわけではありません.「何をどのように聞き，そして欲しい答えを聞きだすのか」を考えながら作成する必要があります.

皆さんの日常会話を思いだしてください．皆さんの問いかけに対する反応は人それぞれですよね．皆さんが尋ねたことに「ズバッ」と答えてくれる人，聞きたいことに近いけれど核心部分にはふれない人，すごく長い前置きから始まる人と三者三様です．皆さんが意図したように，調査対象者が質問を理解し回答してくれることはありません．皆さんはこのことを肝に銘じて，質問紙やインタビューガイドを作成することが大事です．「質問者と回答者のずれ」について考え，ある一定の法則（＝理論）を見つけた先人たちがいます．ここでは，それらの理論について簡単に紹介します.

*1　インタビューガイド
面接調査において，調査対象者に関する情報を得るための道具であり，主となるいくつかの質問と，必要に応じて使用する追求質問が含まれます．半構造化面接・非構造化面接・グループ面接で多く使われます.

回答者の心のなかと質問紙上の回答は全く一緒なのかを知るために～古典的テスト理論～

古典的テスト理論は，質問紙を作成する際に長い間活用されてきた理論です（本章で紹介する方法もこの理論をもとにしています）．古典的テスト理論では，質問紙で測定しているもの（＝構成概念）が「真の得点」であると考えます．しかし，人間の感情やパーソナリティなどは手にとって観察したり，測定したりして，得点（＝観測得点）を得ることができません．ですから，観測得点と真の得点の間には何かしらの誤差があると考えられています*2．偶然起こる誤差を偶然誤差，系統的に起こる誤差を系統誤差とよびます*3．質問紙を作成する際に注意が必要となるのは，調査員の曖昧な質問により生じる偶然誤差，誘導的な質問や調査対象者の回答傾向により生じる系統誤差があげられます．これらに関しては，質問紙・インタビューガイドの作成段階で対処できるものなので，このような誤差を減らすように努力をしましょう.

*2　古典的テスト理論
観測得点＝真の得点＋誤差（偶然誤差・系統誤差）

*3
・偶然誤差：質問の言葉遣い，調査者による測定の変動，調査対象者の気分の変化など.
・系統誤差：誘導尋問，測定手段の不備，調査対象者の回答傾向など.
質問紙作成以外の段階で誤差を減らす方法は，第Ⅴ章で紹介します.

より質の高い質問紙作成のために～心理統計学的特性～

新しく質問紙を作成するうえで知っておくとよい理論に，心理統計学的特性*4があります．新しく質問紙を作成し，それを使用して調査を行うためには，その質問紙が「測りたいことをきちんと測れるものさし」であることを証明する必要があります．客観的に測ることが

*4　心理統計学
心理統計学とは，知識・能力・知能・態度・パーソナリティ特性などを測定する心理検査方法やその理論を追求する学問のことです．質問紙を使用した心理検査票の構造や妥当性に関する研究が多く行われています.

できない人間の内面を測るときにはとくにそうです．統計解析手法*5により，さまざまな側面から「測りたいことをきちんと測れるものさし」であるかを吟味していきます．ですから，新しく質問紙を作成して使用するまでに多大な時間と労力が必要になります．一般的に，この作業を「信頼性・妥当性の検討」といいます．「信頼性」とは，新しく作成した質問紙を使用して繰り返し測定し，同じ調査対象者から同じ結果が得られることをいいます．「妥当性」とは，測りたいことが測れていることをいいます*6．

では，信頼性・妥当性とはどのような側面から判断すればよいのでしょうか*7．次の表を見てください．それぞれの検討項目をまとめました．

信頼性	**再検査妥当性** 同じ質問紙を使用して同じ調査対象者に対して2回測定し，1回目と2回目の得点の相関を検討する **内的整合性** 質問項目全体が同一の性質のものを測定しているかを検討する **折半法** 質問項目を2つに分け，その相関を検討する
妥当性	**内容的妥当性** 質問内容が網羅されているかを専門家などが判断する **構成概念妥当性** 質問項目は似た者同士がまとまっていてはっきりとした構造であるかを検討する **基準関連妥当性** 客観的に測定可能なものを予測することができるかを検討する また既存の質問紙との相関性はあるかを検討する

以上の点は，新しい質問紙作成のときはもちろんのこと，既存の質問紙を選ぶ場合にも検討すべきポイントです．既存の質問紙であっても，皆さんが1つずつ吟味をし，納得のいくものを選びましょう．慎重に時間をかけて行ってください．

正確に答えてもらうために～社会的望ましさ～

社会的望ましさとは，たとえば，調査対象者が「こんな答えは研究者に対して悪いかな」とか「自分のこんな考えや行動を知られるのは嫌だな」と思いながら，社会，あるいは研究者に対して望ましい回答をすることをさします．たとえば，研究者と調査対象者との関係が医療者と患者の関係であったり，質問内容が医療サービスに関する事柄であると，否定的な意見を持っていても，肯定的な意見を述べることが多くなります．そして調査対象者の考えや行動が社会的な規範からはみだしている，たとえば性行動や犯罪に関する考えや実際の行動が

*5 **心理統計学的特性の統計解析**
詳しい統計解析の方法は本書の域を超えてしまうので，ここでは紹介しません．興味のある人は章末の参考文献を参照してください．

*6 古典的テスト理論で述べた，偶然誤差は質問紙の信頼性に影響を与えます．また，系統誤差は，質問紙の妥当性に影響を与えます．

*7 その他に，新たに作成した質問紙が，時間の経過に伴う変化をとらえることができるか（＝感度）の検討や，皆さんが測定したい特性だけをとらえることができるか（＝特異度）の検討も必要です．

社会的に許されるものでないと，それらを隠すような回答をすることが多くなります．いずれの場合も皆さんが得る情報は，調査対象者の「本心」とは異なるものになります．これを極力防ぐために質問項目を工夫して作成する必要があります．

B　アンケート調査で使う質問紙を作成しよう！

ここでは，アンケート調査で使う質問紙のつくり方を述べます．次の図を見てください．必要な作業工程をまとめました．

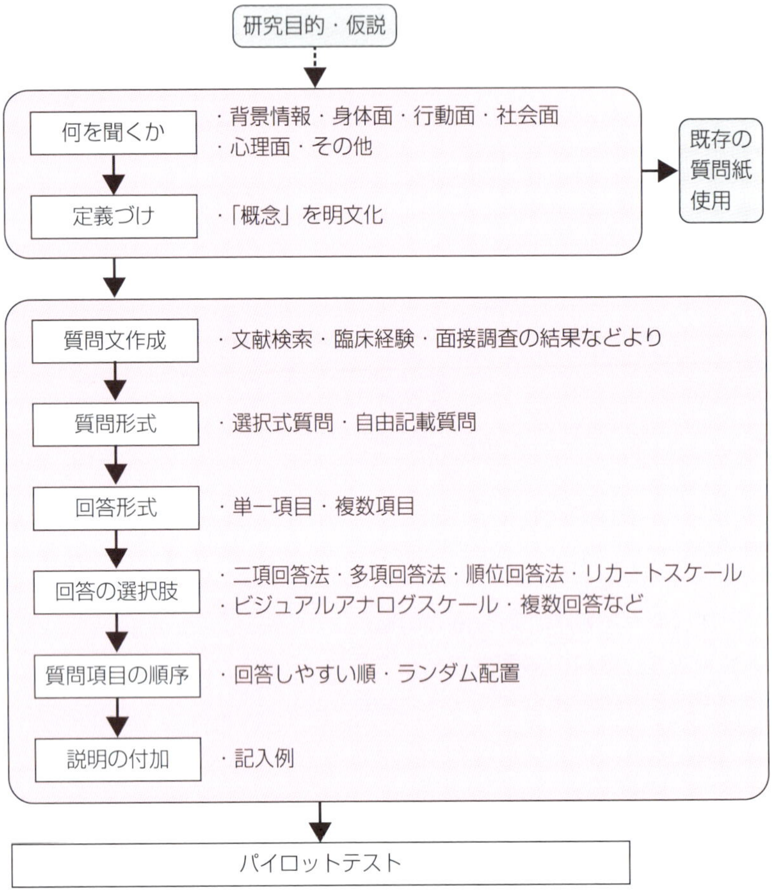

：作業間の繋がりを総合的に考えながら作業を行う

：本章では取り扱わない

では，それぞれの作業について細かく見ていきましょう．

何を明らかにしたいのかを明確に！

1. 基本的な背景情報は必要？

まず簡単なところから始めましょう．調査対象者の背景情報（属性），つまり年齢・性別・職業・既婚歴・疾患名・治療法などは聞いておきたいところですよね．背景情報のなかでも，何について聞きたいのか，また何を聞く必要があるのかをメモに書きとめてみましょう．次の表に例をあげてみました．

	個人の特性に関する項目	疾患に関する項目
背景情報	・年齢 ・性別 ・既婚歴 ・職業の有無 ・家族との同居	・疾患名 ・病期（重症度） ・診断日 ・手術日 ・手術法

第Ⅰ章で設定した皆さんの研究目的や仮説と照らしあわせて，必要な項目をつけ加えたり，不必要な項目を削除したりしてください．

2. 研究目的と仮説は何を必要としている？

皆さんの研究目的と仮説を今一度眺めてください．その目的・仮説をもとにして，「聞きたいこと」を明確にしていきましょう．第Ⅰ章からの例である研究目的「初発軽度脳卒中を体験した患者における，自宅でのリハビリテーション実施に影響を与える要因の特定」を，ここでも使用したいと思います．私の仮説は次の表のとおりです．

①身体的機能が低い患者は，身体的機能が高い患者と比べて，自宅でのリハビリテーションの実施頻度が低い．
②自己効力感が低い患者は，自己効力感が高い患者と比べて，自宅でのリハビリテーションの実施頻度が低い．
③家族からの支援が少ない患者は，家族からの支援が多い患者と比べて，自宅でのリハビリテーションの実施頻度が低い．

第Ⅱ章で作成した，研究計画書の「独立変数と従属変数」の復習です．上の表の例の独立変数は，①の「身体的機能のレベル」，②の「自己効力感」，③の「家族の支援」です．そして従属変数は，①～③に共通の「自宅でのリハビリテーションの実施頻度」です．私はこれらの変数について測定する必要があるので，これらを分類し，次ページの表にまとめます．

測定する変数の分類

〔行動の情報〕	・自宅でのリハビリテーションの実施頻度
〔身体的情報〕	・身体的機能のレベル
〔心理的情報〕	・自己効力感
〔社会的情報〕	・家族の支援

皆さんの研究目的や仮説と照らしあわせて，必要な分類や項目をつけ加えたり，不必要な分類や項目を削除したりしてください．ここで大事なことは，皆さんが聞く必要のあることが，行動に関する情報なのか，身体的情報なのか，心理的情報なのか，社会的情報なのかなどをきちんと分類してまとめることです[*8]．こうすることで，自分が何を測定しようとしているのかが明確になります．

＊8　**分類する**
このように分類をしておくと，質問項目を練るときに脱線が少なくなります．何となく頭のなかで考えていると，次から次へと聞きたいことが浮かんできて，行動についての質問項目なのに，行動を起こす動機についての質問を入れてみたくなったりします．すっきりとした構造を考えながら質問項目を考えていくことが大切です．

明らかにしたい事項の「概念」を定義づけよう！

次に，私が測定したい変数が意味するところ（＝概念）の定義づけをします．

1．行動の情報

上の表「測定する変数の分類」の〔行動の情報〕に関する「自宅でのリハビリテーションの実施頻度」をみてみましょう．まず，「リハビリテーションの実施」の「リハビリテーション」に何が含まれるのかを考えてみます．次の図を見てください．

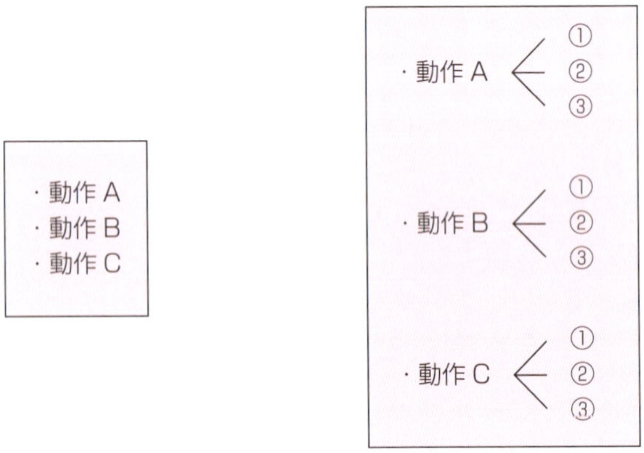

図の動作 A を，たとえば「着替え」，動作 B を「散歩」，動作 C を「立ち上がり運動」とします．もし，「着替え」を「自分で服を着替える」ことと定義づければ，上の図の左側に示したように「服を着替える頻度」の質問文を 1 つだけ作成することになります．もう少し細かく聞きたいのであれば，「着替え」を「自分で上着を着替える」「自分でズボンをはく」「自分でボタンをしめる」「自分でファスナーをあげる」ことと定義づけ，それら 4 つの動作に対して質問文を作成しま

す．前ページの図の右側に示したように，この場合動作A「着替え」に関する質問文が①②③のように複数できます．

次に「頻度」について考えてみます．どれくらいの単位で実行頻度を測るのがよいのでしょうか？　1日，過去1週間，過去1か月などどこで区切りをつけて，実行頻度を尋ねるのかを考えておきましょう*9（回答の選択肢の表現方法は後ほど紹介します）．

2. 身体的情報

前ページの表「測定する変数の分類」の〔身体的情報〕に関する「身体的機能のレベル」をみてみましょう．客観的な身体的機能の測定結果が利用できればよいのですが，残念ながら，そのような機会がないとします．まず，脳卒中後の患者の「身体的機能のレベル」の「身体的機能」に何が含まれるのかを考えてみます．次の図を見てください．いくつかの例をあげました．

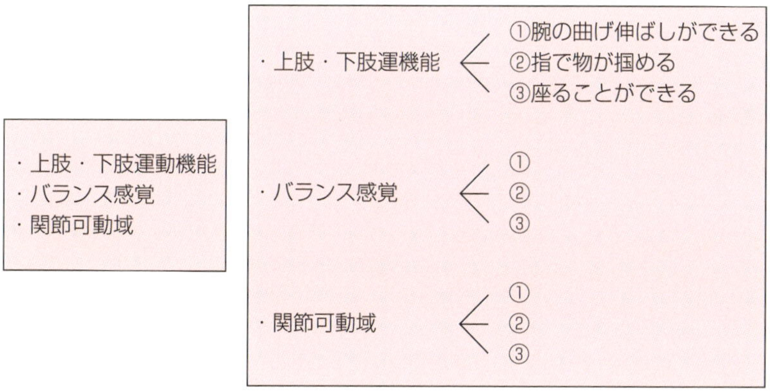

脳卒中が起こる場所によって後遺症が現れる部位・機能は異なりますが，ここでは，身体の運動機能に焦点を当てます．上の図の左側の「上肢・下肢運動機能」だけでは，かなり漠然としているので，身体的機能のレベルを測る場合には，図の右側のように複数の質問項目を作成するのがよいでしょう．

〔行動の情報〕と同様に，「身体的機能のレベル」の「レベル」について考えてみます．どれくらいの段階でレベルを測るのがよいのでしょうか？　2段階，5段階，10段階など，どこで区切りをつけてレベルを尋ねるのかを考えておきましょう．

3. 心理的情報

前ページの表「測定する変数の分類」の〔心理的情報〕に関する「自己効力感」をみてみましょう．前述の〔行動の情報〕や〔身体的情報〕とは異なり，定義づけが難しそうですよね*10．「自己効力感」とは，平たくいってしまうと「ある行動を自分でできると思う感覚」なのですが，もう少し細かく定義づけたいと思います．Bandura，

*9　**回答形式を考える**
回答形式を考えるとは，どのような形のデータが欲しいのかを考えることです．データの形として，「はい」「いいえ」のように2つの値をもつ二値尺度，「日本人」「アメリカ人」「中国人」のように3つ以上の値で順序のない名義尺度，「とてもそう思う」「そう思う」「そう思わない」「全くそう思わない」のように3つ以上の値で順序のある順序尺度，身長や体重のような数量で表される数量尺度があります．

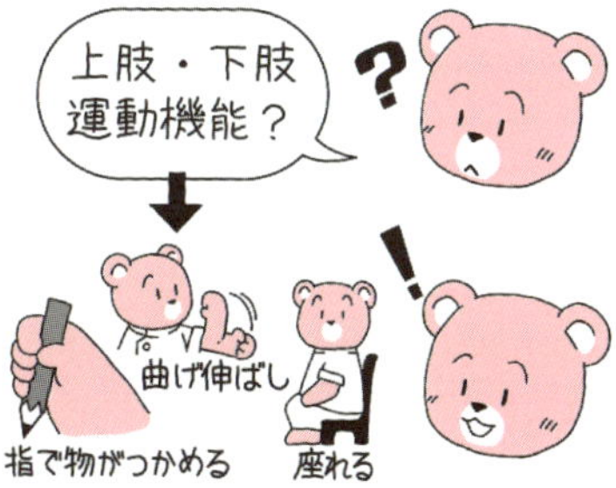

*10　**心理的情報**
健康科学分野で使用されている心理面に関する用語のほとんどは，心理学や社会学から入ってきたものです．それらの分野の先人たちが用語に対する定義づけを行っています．参考にするとよいでしょう．

他[1]によれば，「将来の状況に対処するのに必要となる行動を計画したり実行したりできるという信念」ということになります．脳卒中の患者にとっての自己効力感は状況によりさまざまです[2]．次の図を見てください．いくつかの例をあげました．

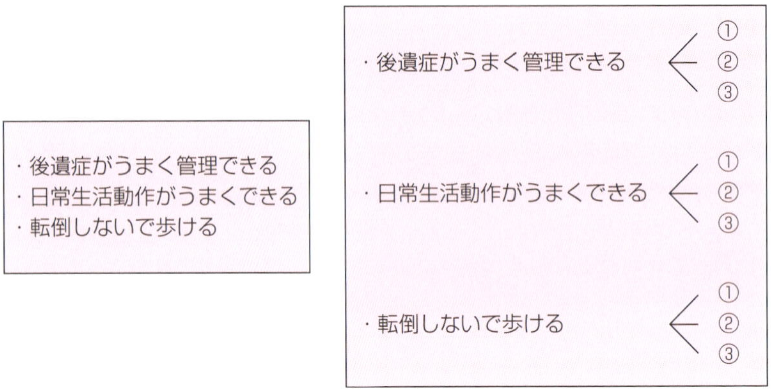

「自己効力感」といっても，脳卒中の後遺症をうまく管理していけると思うことなのか，日常生活動作をうまくできると思うことなのか，転倒しないで歩けると思うことなのかなどの定義づけによって，質問文の内容も随分と変わってきます．また，「後遺症がうまく管理できる」でも，もう少し細かく「どの後遺症について管理できる」のかを聞きたいとなると，前述のように，複数の質問文を作成する必要があります．

次に，「自己効力感が低い」の「低い」について考えてみます．どのように高低を測るのがよいでしょうか？　0～9の10段階にしますか，それとも「そう思う」「そう思わない」などで尋ねますか？　どのようにするか考えておきましょう．

4. 社会的情報

46ページの表「測定する変数の分類」の〔社会的情報〕に関する「家族の支援」をみてみましょう．まず「家族の支援」に何が含まれるのかを考えます．次の図を見てください．いくつかの例をあげました．

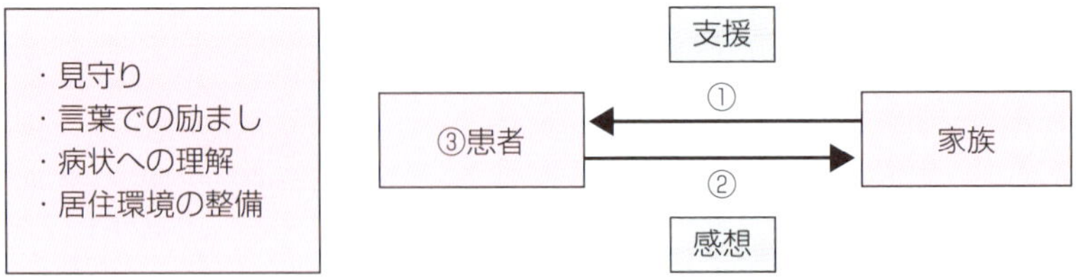

「家族の支援」といっても，患者のリハビリ中に見守ってくれているのか，言葉で励ましてくれているのか，病状をよく理解してくれて

いるのか，手すりなどをつけ居住空間の整備をしてくれているのか，などの定義づけによって，質問文の内容も随分と変わってきます．

ここまでは，前述の1～3と同じなのですが，家族の支援に関しては，他の事柄よりも細かく定義づける必要があります．前ページの図の右側を見てください．まず，皆さんが知りたいのは「だれから見た支援」なのかを考える必要があります．支援を行っている主体は「家族」です．しかし，「家族」が支援していると思っていても，その受け手である「患者」はそう思っていないことがあります[3)]．ですから，①実際に家族が行った支援なのか，②受けた支援に対する患者のとらえ方なのか，さらに③「必要があれば支援してくれると思う」という患者の思いなのか，の区別をつける必要があります．私は，患者から見た家族からの支援＝②について尋ねることにしました．

そして，仮説のなかで「患者の家族の支援が少ない」と書きました．多い・少ないを測るのには，どの単位で測るのがよいのでしょうか？　1回，5回，10回などで測れるでしょうか．それとも「十分である」「十分ではない」などで尋ねますか？　どのようにするか考えておきましょう．

質問文を作成しよう！

さまざまな定義づけ，お疲れ様でした！　皆さんが聞きたいことは何か，はっきりしましたか？

文献検索をして，皆さんが聞きたい事柄の定義に合致した質問紙が見つかった人は，それを使用してください（信頼性・妥当性の検討もお忘れなく！）[*11]．皆さんのなかで，「聞きたい項目が既存の質問紙に含まれていない」「聞きたい項目を含む質問紙が全く見あたらない」という人がいましたら，ここから先を読み進めていってください．新しい質問紙を一緒につくっていきましょう．

では早速，質問文を作成するために，どのような方法があるかを一緒に見ていきましょう．ここでは3種類の方法を紹介します．これらは，言いまわしや表現方法を練るうえでのヒントを得る方法です．前項でしっかりと概念の定義づけを行っているので，いかにわかりやすい文章を練るかに集中しましょう．

1. 文献検索結果から作成する方法

皆さんが一生懸命行った文献検索の結果を再び活用します．次の点に注意して，第Ⅰ章で作成したExcel表のなかの「質問紙（質問内容）」の欄を見てください．

＊11　**既存の質問紙を使う**
標準化された質問紙が，皆さんが測定したい概念に合致し，質問文も満足できるものであれば，そちらを使用しましょう．質問紙作成の時間と労力の削減にもなります．そして，皆さんの研究と類似した研究の多くが標準化された質問紙を使用していた場合，皆さんがその質問紙を使用することで，研究成果の比較や研究者間のコミュニケーションが容易になります．

- 皆さんが聞きたいことと類似した項目を含む質問紙はありましたか？
- 皆さんが聞きたいことを理論的に説明している研究はありましたか？
- 皆さんの研究目的と近い質的研究はありましたか？

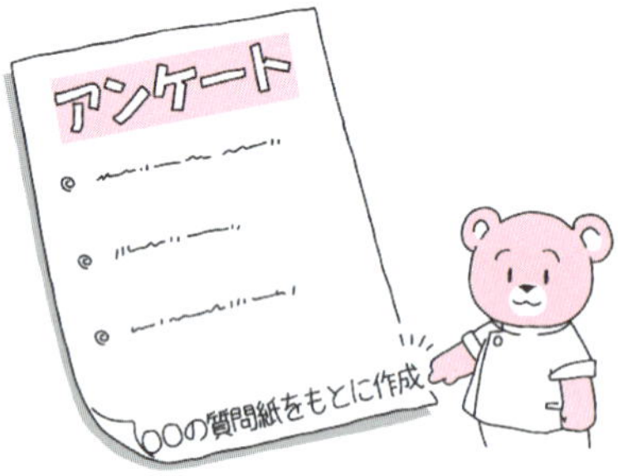

先行研究の結果や理論を応用して質問文を作成することは可能です．その場合には，思い浮かぶ文章をいくつも出し，記録し，精錬します．しかし，既存の質問紙を改ざんして自分が作成したかのようにしてはいけません．研究成果を発表する場合には先行研究から知恵を拝借したり，参考にしたりした旨を明示してください．

2. 経験知（臨床経験）から作成する方法

皆さんの臨床経験から得た知識を生かして，質問文を作成しましょう．患者との会話などを，次の点に注意しながら思いだしてください．言いまわしなど何かよいアイデアは浮かびましたか？

- 患者から言われたこと
- 患者を観察して気づいたこと
- 自分が実践して効果があったと思われる声かけや援助法など
- 同僚や先輩から得たこと

皆さんの知りたいことに精通している専門家と一緒に質問文を作成すると，より多面的なアイデアが出ることでしょう*12．

*12 **専門家と一緒に質問紙作成**
グループ面接の技法の1つ，デルファイ法を用いるとよいでしょう．

3. 質的研究の結果を利用して作成する方法

第Ⅱ章の【質的研究から得られた結果を量的研究で検証～ファシリテーション～】（22ページ）でもふれましたが，質的研究結果をもとに質問文を作成します．次の点に注目して，質的分析結果を見てみましょう．

- 質的分析により抽出された概念と調査対象者の言葉
- 調査対象者特有の言いまわしがあるか

質的分析では，前述の【明らかにしたい事項の「概念」を定義づけよう！】（46ページ）で行ったのとは逆の作業を行います（質的分析を行った時点で「概念」の定義づけは終了しています）．それに加えて，調査対象者の具体的な言葉も手元にあります．質問文作成時に，語彙や言いまわしに上手い表現が見つからないときに，調査対象者の「生」の言葉を使ってみてもよいでしょう．

質問形式を決めよう！～効果的な質問形式を選ぶには～

次に，「どのように質問するか」（＝質問形式）について考えてみましょう．質問形式は大きく分けて2種類あります．次の表を見てください．それぞれの特徴を記しました．

選択式質問	自由記載質問
選択肢から回答を選ばせる形式	調査対象者の自由な発言を促す形式
あらゆる回答を想定して選択肢を用意する必要がある	質問に対する答えを事前に用意する必要がない
探索的な研究には適していない	探索的な研究に適している
記入時間を容易に予測できる	記入時間を容易に予測できない
データ整理・分析を容易に実行できる	データ整理・分析に時間がかかる
回答しにくい質問に適している	考えなどを聞くのに適している

「選択式質問」は，「～しましたか」や「～について，次から最もあてはまるものを選んでください」というように，あらかじめ用意した選択肢から調査対象者に回答を選択させる質問形式をさします．ですから，調査対象者にとって選択肢のなかに適した回答がないという事態は避けなくてはいけません．調査対象者がどのように回答するかを予測しながら，質問文や選択肢を作成する必要があり*13，かなりの時間が必要です．

「自由記載質問」は「～はどう思いますか」や「～について，教えてください」というように，調査対象者に自由な発言を促す質問形式をさします．ですから，質問に対する答えを事前に用意する必要はないので，質問文の作成に，それほど多くの時間はかかりません．質問と質問の間には，できるだけ広く記入欄をとりましょう．

質問紙には，多くの場合「選択式質問」が使用されます．回答しにくい質問には，「選択式質問」が適しています．たとえば，年収を聞く必要があった場合，「いくらですか」と「自由記載質問」で聞くよりも，「次から選んでください」と「選択式質問」で尋ね，年収の幅をいくつか設定して選んでもらったほうがよいでしょう．

「自由記載質問」は，調査対象者の考えや思ったことなどについて知りたいときに使用されます．また，年齢を10代，20代，30代，40代と区切らずに実数が欲しいときには「自由記載質問」で尋ねるのがよいでしょう．つまり，それぞれの特徴とあわせて，どのような形のデータが欲しいのかを考えて質問形式を決めることが大切です．

***13　調査対象者の回答を予測**
熟考して作成した質問紙や選択肢であっても，調査対象者から「選択肢がない」という指摘を受けたり，回答が空欄であったりします．そのような事態を避けるために，選択肢の最後に「その他（具体的に記入してください）」という欄を設けて，回答を促すことがあります．

回答形式を決めよう！
～単一項目にする？　複数項目にする？～

次に，「選択肢のなかからいくつの回答を選んでもらうか」（＝回答形式）について考えてみましょう．回答形式は大きく分けて2種類あります．次の表を見てください．それぞれの特徴を記しました．

単一回答法	複数回答法
1つの質問項目に対して，1つの回答しか選択できない	1つの質問項目に対して，複数の回答を選択してよい
データの入力・集計は容易	データの入力・集計に注意が必要
類似した質問文が続くと読みにくい	類似した質問文を省略するので読みやすい
記入に若干時間がかかる	記入に時間がかからない

質問紙の回答には，1つの質問文に対して1つの回答を求める「単一回答法」が多く用いられます．とはいえ，類似した質問項目，たとえば「あなたはりんごが好きですか？」「あなたはすいかが好きですか？」「あなたはみかんが好きですか？」「あなたはいちごが好きですか？」という「好きですか」質問と回答の選択肢が10も20も並んでいたら，読むのも回答するのも嫌になってしまいます．そのような場合に,「あなたの好きな果物は何ですか？　下から選んでください（複数回答可)」とすれば，すっきりとした質問項目になります．このような回答形式を「複数回答法」とよびます．前述の例のように，「複数回答可」や「あてはまるものすべて選んでください」と条件をつけない場合や，「最もあてはまるものから順に3つ選んでください」と条件をつける場合があります．

回答の選択肢の表記方法を設定しよう！

質問文はできあがりましたか？　それに対応する回答形式は決まりましたか？

前述の【明らかにしたい事項の「概念」を定義づけよう！】(46ページ）で，回答方法はどのようにするのか考えておいてくださいといいました．では，それに沿って回答の選択肢をどのように表記するかについて考えていきましょう．では，代表的な表記方法[*14]をみていきます．

ⓐ 二項回答法

二項回答法は，2つの選択肢から回答を1つ選ぶ方法です．調査対象者の背景情報（性別・職業の有無・治療の有無など）を尋ねるとき

＊14　**他の表記方法**
その他に，多くの文章，たとえば100項目を調査対象者に提示して，それぞれの文章に「賛成するか・反対するか」を選んでもらうサーストンスケールがあります．また，複数の質問項目，たとえば質問項目を5つ作成し，「1～5」と質問文に順位づけをします．調査対象者が,「3」番目の質問文を選び，質問文に同意したとします．それにより，「3」よりも高い順位である「1」と「2」にも同意をし，一方「4」と「5」には同意しなかったとみなすガットマンスケールなどがあります．

の回答に適しています．次の例を見てください．

〔質問文〕 あなたは，現在お仕事をしていますか？

□ はい
□ いいえ

ⓑ 多項回答法

多項回答法は，3つ以上の選択肢から回答を1つ選ぶ方法です．調査対象者の背景情報（最終学歴・年収・手術方法・頻度など）を自由記載質問にせず，回答をいくつかのカテゴリーに分ける場合に使用します．次の例を見てください．

〔質問文〕 あなたは自宅でどれぐらいリハビリを行っていますか？

□ 毎日
□ 2～3日に1回
□ 1週間に1回
□ 2～3週間に1回
□ 1か月に1回

ⓒ 順位回答法

順位回答法は，ある事柄に対する，調査対象者の優先順位を知りたいときに使用します．次の例を見てください．

〔質問文〕 あなたが人生で大切だと思っている事柄の順に，1位～10位までの順位づけをしてください．同じ数字が重複しないようにしてください．

______友達
______お金
______余暇・趣味
______家族との絆
______広い家
______病気のない健康な身体
______近所づきあい
______出世
______自然
______衛生的な環境

ⓓ リカートスケール

リカートスケールは，2極，たとえば「とてもそう思う」「全くそう思わない」*15 というように，対極にある言葉を用いて，質問文に対する回答の強弱を調べることができる回答法です．一般的には，「とてもそう思う」「そう思う」「どちらでもない」「そう思わない」「全く

*15 リカートスケール
例として，「とてもそう思う」「全くそう思わない」という言葉を使いましたが，質問文に対応させて，言葉を変える必要があります．

そう思わない」の5段階の回答法（＝5件法）が多く用いられています．4件法や10件法の回答法を使用する場合もあります*16．次に5件法を例としてあげました*17．

〔質問文〕 私が自宅でリハビリをしているとき，家族は励ましてくれる．

とてもそう思う	そう思う	どちらでもない	そう思わない	全くそう思わない

ⓔ ビジュアルアナログスケール

ビジュアルアナログスケールは，回答の選択肢に言語を使用しない方法をとります．代表的なものとして，感情や思考を言語化することが難しい年齢の子ども向けにつくられたフェイススケール[4]があります．日本においては，がん患者[5]，高齢者[6]，妊婦[7]にも応用されています．そして，大人であっても言語化することが難しい「痛み」の状態を測るときに多く使われているスケールがあります．次にそれぞれのスケールを例としてあげました．

〔質問文〕 あなたは今どれぐらい頭が痛いですか？
〔フェイススケール[8]〕

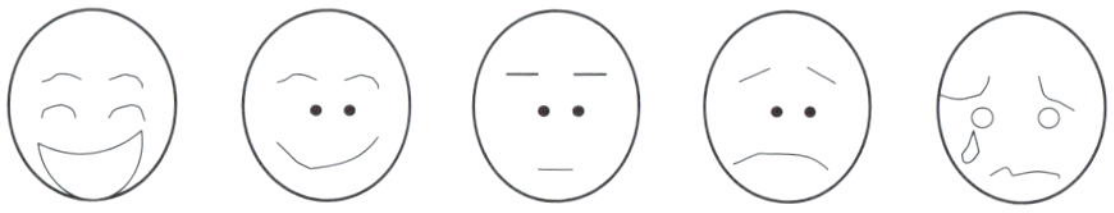

〔一般的なビジュアルアナログスケール*18〕

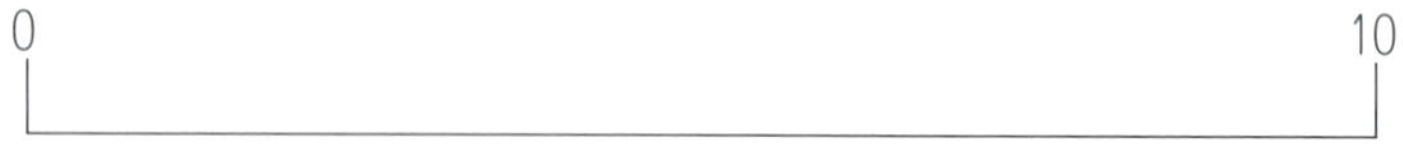

複数の質問文を作成しよう！

本章のA【質問紙・インタビューガイド作成の前に理解しておきたいポイント】のなかの【より質の高い質問紙作成のために～心理統計学的特性～】（42ページ）で述べたように，信頼性・妥当性を検討するためには，1つの概念につき質問項目（質問文＋回答の選択肢）を複数作成する必要があります．ここでは，質問文の作成方法について述べます．単一の質問文作成時の注意と重複する部分（後述のⓒ～ⓖ）もありますが，複数の質問文特有の決まりごとがあります．

引き続きリハビリテーションの例の「自己効力感」をとりあげて，

＊16　偶数の段階を使用する利点
「社会的望ましさ」については本章のはじめに述べました．5件法などの奇数の段階を設定すると「どちらでもない」が含まれるので，「社会的望ましさ」が入り込みやすいといわれています．偶数の段階を設定し「どちらでもない」を削除して，強制的に回答させる方法があります．また，偶数の段階の設定は，値を二分したいとき（「とてもそう思う」「そう思う」と「そう思わない」「全くそう思わない」）に便利です．

＊17　言葉と数字の併用は？
言葉だけで表記します．言葉の下に数字（1，2，3，4，5）などを振る人もいますが，言葉での表現である以上，「とてもそう思う」「そう思う」「どちらでもない」「そう思わない」「全くそう思わない」の間隔が等間隔であるとはいえません．数字を振ることで等間隔であると思わせる可能性があり，それが回答に影響すると考える人もいます．データ入力時には数量化しますが，質問紙上は言語表記のみがよいでしょう．

＊18　直線の長さは10 cmにします．調査対象者が印をつけた場所までの距離を0を起点として測り，数値化します．

説明していきます．前述したように，「自己効力感」の定義を，「後遺症がうまく管理できる」「日常生活動作がうまくできる」「転倒しないで歩ける」こととしました．この3つが「自己効力感」の下位概念となります．次の図を見てください．質問紙としての構造[*19]を確認しておきましょう．

```
         ┌──────────┐
         │  自己効力感  │
         └──────────┘
       ↓       ↓       ↓
  ┌────────┐ ┌────────┐ ┌────┐
  │後遺症の管理│←→│日常生活動作│←→│ 転倒 │
  └────────┘ └────────┘ └────┘
   ○○○○○   ○○○○○   ○○○○○
```

□：概念，○：質問項目，←→：関連性

*19 **質問紙の構造**
本文ではツリー型の図を描いて提示しましたが，質問紙の構造には他の形もあります．興味のある人は，章末の参考文献を参照してください．

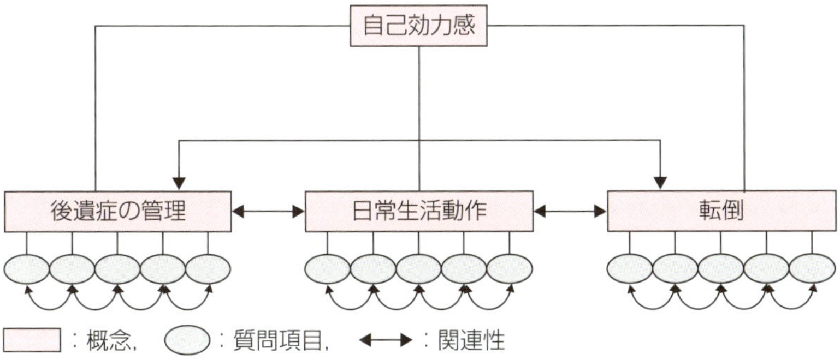

上の図は，1つの下位概念に対する5つの質問項目が互いに関連している，そして3つの下位概念が互いに関連していることを示しています．これは，皆さんと私が「理想」とする質問紙の構造，つまり仮説ということになります．上の図のような構造が認められるかを含む信頼性・妥当性の検討を統計手法により求めるわけです．

複数の概念を含む質問紙の作成は複雑すぎるので，ここでは1つの概念に焦点を当てて，話を進めていきます．

ⓐ 1つの概念に対して5つ以上の質問項目を作成する

もう一度，上の図を見てください．図中の「後遺症の管理」の下に，質問項目はいくつありますか？　5つですね．1つの概念に対して「最低でも」5つの質問項目を作成します[*20]．

ⓑ 肯定文・否定文の両方を入れる

5つ以上の質問文のなかに肯定文・否定文の両方を使用しましょう．質問の仕方によっては，「はい」という回答を強いてしまう場合があります．たとえば，「私たちは患者のケア向上のためにいろいろな活動をしています．皆さんが受けられた○○は満足できるものでしたか？」は誘導質問です．「私たちは〜活動しています」までを削除し，残りの文と同じ文意で肯定文と否定文をつくって提示すると，誘導的な質問を避けることができると考えられています．

ⓒ 1文では1つのことしか尋ねない

1文では1つのことだけを尋ねましょう．たとえば，「私は，左半身のしびれ感と言葉の出にくさに，うまく対処できていると思う」というように，「左半身のしびれ」と「言葉の出にくさ」という全く異なるものを1文には入れません．この場合には「私は，左半身のしび

*20 **1概念につき5項目以上？**
実際にデータを集めて統計解析をしてみると，本文中に示した構造とは少し違ったデータを得ることがあります（そのほうが多いかもしれませんね）．あまりにも質問項目が少ないと，統計解析後，1概念につき1〜2項目しか残らない場合があります．そうすると，複数項目を作成した意味がなくなってしまいます（はじめから1〜2項目だけにすればよかったと慌てます）．

れに，うまく対処できていると思う」「私は，言葉の出にくさに，うまく対処できていると思う」の 2 文に分けます．

d 二重否定は使用しない

「私は，〜と思わないことはない」という二重否定は絶対に使わないでください．一読しただけではわかりにくく，調査対象者を混乱させます．

e 曖昧な語句は使用しない

たとえば QOL は，「生活の質」と訳されますが，その定義はさまざまです．何をさしているのか曖昧な言葉は，質問文のなかには含まないようにしましょう．

f いろいろな意味に受け取れる文は作成しない

調査対象者によって，文意がいろいろに受け取れる文章はつくらないように心がけます．

g 平易な語句を使用する

日常生活で使うような語句を使用し，専門用語は極力使わないでください．使う必要がある場合は（注）として用語の説明を加えます．

質問項目の順番を決めよう！

質問文と回答の選択肢の表現表記も決まりました．次に，質問項目の順番を決めましょう．質問項目の順序づけは，調査対象者の回答に少なからず影響を与えます[9]ので，じっくり考えましょう．

皆さんが名づけた分類名ごとに考えていきましょう．同じ分類中で性質の違う質問項目，たとえば「性別」の次に「疾患名」，その後に「既婚歴」を尋ねるような順序はいけません．回答する人の心地よいリズム，つまり調査対象者の思考をさえぎるような順序づけは避けます．

本章でずっと使っている「脳卒中の患者のリハビリ」の例を使います．私は調査対象者の，①背景情報，②リハビリテーションの実行頻度，③身体的機能レベル，④自己効力感，⑤家族からの支援，についての情報を集める必要がありました．文献検索の結果，③と⑤については既存の質問紙を使うことにしました．

さて，①〜⑤の順番を決めましょう．調査対象者の視点で考えていきます．①〜⑤のなかでどれが一番回答しやすいでしょうか．事実を尋ねている質問をはじめに，意見や考え方を尋ねている質問を後ろにもってきたり，内容が難しい，あるいは答えづらい質問項目が含まれている分類は最後に回します．調査対象者が考えこんでしまって答えるのが嫌になり，途中で記入をやめてしまうことがないように配慮をしましょう[*21]．①〜⑤の順番が決まったら，各々の質問項目の順序も決めましょう[*22]．ただし，他の研究者が作成した質問紙（私の場

＊21　背景情報は最初？　それとも最後？

調査対象者の背景情報は，「フェイスシート」として最初に尋ねることが多いように思われます．もちろん，質問紙の最後で尋ねてもよいでしょう．質問紙全体の量，回答の難しさなどを考えながら，調査対象者の負担にならないように，適宜最初にするか最後にするかを決めましょう．

＊22　質問項目の順番が決まったら

質問項目の前に入れる「教示文」についても考えておきましょう．質問項目の分類ごとに作成するとよいでしょう．次に例をあげておきます．

〔教示例〕

■これから<u>あなた自身</u>についてお尋ねします．最もあてはまる答えに<u>1つ</u>だけ○をつけてください．

■これから<u>あなたの病気○○</u>についてお聞きします．最もあてはまる答えに<u>1つ</u>だけ○をつけてください．

■<u>過去 2 週間</u>のあなたの<u>体調</u>はどうでしたか．次のなかから最も適切な答えを<u>1つ</u>だけ選んでください．

合は③と⑤）に関しては，質問項目の順番を変えることはできません．原本どおりに使用しましょう．

④に関しては，質問項目の順番がなかなか決まりません．新たに作成した質問項目で，答えやすさに差がないときには，ランダムに配置してもよいでしょう．Excel を使用して乱数表をつくり，それに従って質問項目を並べます．次の Excel 表を見てください．乱数表のつくり方と並べ替えの方法をまとめました．

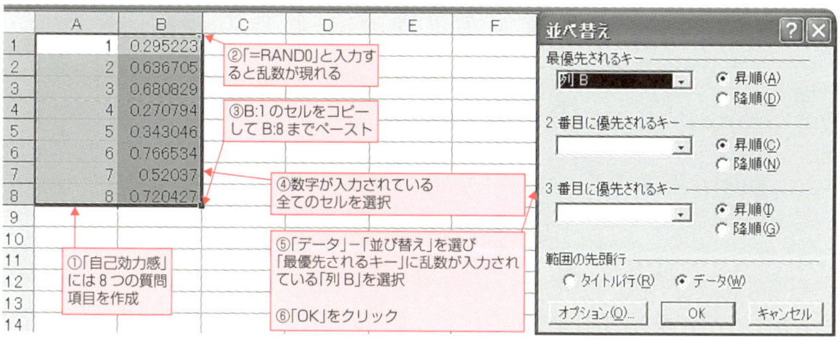
①「自己効力感」には 8 つの質問項目を作成
②「=RAND()」と入力すると乱数が現れる
③B:1 のセルをコピーして B:8 までペースト
④数字が入力されている全てのセルを選択
⑤「データ」−「並び替え」を選び「最優先されるキー」に乱数が入力されている「列 B」を選択
⑥「OK」をクリック
並べ替え
最優先されるキー
列 B
昇順(A)
降順(D)
2 番目に優先されるキー
昇順(C)
降順(N)
3 番目に優先されるキー
昇順(I)
降順(G)
範囲の先頭行
タイトル行(R)
データ(W)
オプション(O)...
OK
キャンセル

「OK」をクリックすると，表の A 列の順序が B 列とともに変わります．その番号に従って質問項目を並び替えてください．そのとき，似たような質問文が並んでいないか（肯定文→肯定文→否定文→否定文など），誘導的な質問の配置になっていないか，ランダムに配置されているかどうかの確認をしてください．うまくいかなかった場合は，もう一度乱数表をつくり，この作業を繰り返します．

記入例を作成しよう！

もう少し作業が残っているので，次に進みましょう．皆さんが作成した質問紙に，調査対象者がどのような状況下で回答するのかを想像してください．皆さんは調査対象者の傍らにいますか？

アンケート調査の場合は，質問紙の記入の仕方を懇切丁寧に教えてあげてください．記入方法がわからないからといって，わざわざ電話や電子メールで「記入方法がわからないから辞めたわ」とか「どうやって記入するの？」と聞いてきてくれる優しい人はいません．そのまま調査に参加しないだけです．ですから「少しくどいかな？」と思ってもしっかりと丁寧に説明をしましょう．

では，皆さんの質問紙の回答の表記方法に注目してください．先ほど【回答の選択肢の表記方法を設定しよう！】（52 ページ）で紹介した表記方法が何種類か混在していますか？　そうであれば，それぞれの表記方法について，具体的な記入例を作成します．例文と回答例をあげるとよいと思いますが，例文には皆さんの質問紙で使われている質問項目は使わないでください．回答例もあげますから，誘導尋問になりかねません．一般的で，簡潔な例文を考えてみるとよいでしょう．

次を見てください．比較的記入例がつくりにくいと思われる「リカートスケール」と「ビジュアルアナログスケール」の例をあげました．

〔リカートスケール〕

〔質問文〕　私は，新しい趣味を始めようと思っている．

この質問に対して，新しい趣味を「やってもいいかな」と思っている方は，「そう思う」に○をつけてください．

とてもそう思う	そう思う	どちらでもない	そう思わない	全くそう思わない
	○			

「やってもいいかな」とも「やる気はない」とも，どちらにも同感しない方は「どちらでもない」に○をつけてください．

とてもそう思う	そう思う	どちらでもない	そう思わない	全くそう思わない
		○		

〔ビジュアルアナログスケール〕

〔質問文〕　あなたは今どれぐらい眠いですか？

全く眠くない状態を 0，非常に眠い状態を 10 とすると，あなたの眠さは直線上でどの辺りですか？　その場所を下の図のように斜線で示してください．

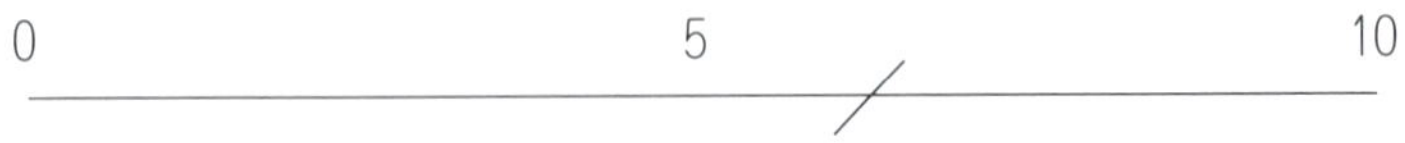

回答記入法の説明文を作成しよう！

さあ，最後の仕上げです．回答記入法の説明文をつくりましょう．次ページの例を見てください．皆さんの質問紙に使用されている記入方法をすべて載せてあげると親切です．皆さんが使用予定の質問項目にあわせて，適宜記入例を増やしてください．また，これらの記入例は質問紙の 1 ページ目につけましょう．このページだけをホチキスどめから外し，後の質問項目への回答方法の参考にする人も多くいます．両面印刷は避け，片面印刷をしましょう．

記入例

1. 以下の質問について，**あてはまる答えすべて**の番号に○をつけてください．
（　　　　　）内には，内容を具体的にお書きください．

〔例〕 あなたの趣味は何ですか．**複数回答可**
①．料理　2．散歩　3．ガーデニング
④．旅行　⑤．その他（　ヨガ　）

※あなたの趣味が「料理」，「旅行」，「ヨガ」である場合には，上の例のように，1・4・5に○をつけ，（　　　　　）内にヨガと記入してください．

2. 以下の質問について，最もあてはまる答えを**1つ**だけ選び，該当する番号に○をつけてください．
〔例〕 私は，新しい趣味を始めようと思っている．

とてもそう思う	そう思う	どちらでもない	そう思わない	全くそう思わない
	○			

※あなたが，新しい趣味を「やってもいいかな」と思っていれば，上の例のように，「そう思う」に○をつけてください．

パイロットテストを実施しよう！

お疲れ様でした．これで質問紙の準備が整いました．といっても，すぐに調査対象者に配布しないでください．誤字・脱字，わかりにくい言いまわしがないか今一度確認しましょう[*23]．その後，研究内容について知らない人（知人や家族）数名に協力してもらい，一度回答してもらうとよいでしょう．その際に所要時間も測ってもらいます．一般的に20～30分程度で終了する分量が，調査対象者の負担にならない量とされています（自記式の場合）．もし，皆さんが使用予定の質問紙が既存のものだけであれば，ここまでで準備作業は終了です．

そして，皆さんが使用予定の質問紙に自作の質問項目が含まれている場合には，さらに作業（＝パイロットテスト）が必要です．次ページの図を見てください．質問紙準備完了後の過程をまとめました．

＊23　レイアウト
意外と見落とされてしまうのが質問紙のレイアウトです．ごちゃごちゃして読みにくい，字が小さい，余白がないほどたくさん質問項目が並んでいるなどがないようにします．質問文と選択肢があまりに離れていると，1行ごとに回答がずれるといった記入ミスにつながります．次の表のように，互い違いに色をつけるとよいかもしれません．
〔例〕

1. 質問文	選択肢
2. 質問文	選択肢
3. 質問文	選択肢

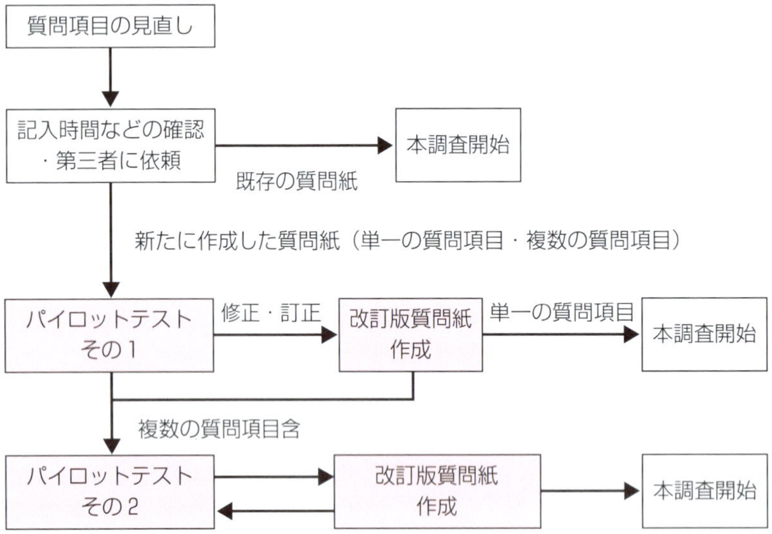

図中の「パイロットテストその1」について述べます．調査対象者（20名前後）に，実際の調査と同じ方法で質問紙に回答してもらいます．その際に質問紙の最後のページで，「自由記載質問」として，質問文・内容・レイアウト・選択肢などについての意見や感想を尋ねます．自由に意見が書けるように十分な余白を取りましょう．調査対象者からの回答と意見はどうでしたか？　おおむね良好でしたか？　もし「わかりにくい」「どういう意味かわからない」などの意見があった場合には，該当する質問項目を見直して修正を加えましょう．また，回答されていない質問項目についても見直してください．必要があれば修正を加えましょう．

最後に，図中の「パイロットテストその2」について述べます．「パイロットテストその1」よりも多い人数の調査対象者*24に，実際の調査と同じ方法で，「パイロットテストその1」で修正を加えた質問紙に回答してもらいます．前回，回答した人は除いてください．また，自由意見が書けるような余白は今回はいりません．回収した質問紙は，データ入力し統計解析を行います．その後は，【より質の高い質問紙作成のために〜心理統計学的特性〜】（42ページ）で紹介した信頼性・妥当性の検討を行います．もし望ましい結果が得られなかった場合には，必要な修正を加え，改訂版の質問紙を作成し，パイロットテストを再度行います．この作業は満足のいく結果が得られるまで続けます．

*24　質問項目数にもよりますが，信頼性・妥当性の検討には多くのデータが必要です．絶対的な数ではありませんが，妥当性のなかの構成概念妥当性の検討には，質問項目数×10（人）は最低でも必要です．

C 面接調査で使うインタビューガイドを作成しよう！

ここでは面接調査で使うインタビューガイドのつくり方を述べます．構造化面接に関しては，質問紙を使用することが多い[10)]のですが，前項Bの【回答の選択肢の表記方法を設定しよう！】（52ページ）で設定した，質問紙の回答の選択肢と同じ内容の大きめのカードを作成して示しながら回答してもらうのがよいでしょう．ここでは，半構造化面接（個人とグループ）・非構造化面接のインタビューガイドについて述べます．

質問紙の作成と押さえるべきポイントは同じですが，質問紙の作成ほどたくさんの決まりごとはありません．調査対象者と直接会って話をするので，調査対象者の回答が，質問意図とずれていても，さらに別の質問（＝追求質問）をし，核心に迫ることができます．

次の図を見てください．インタビューガイド作成に必要な作業工程をまとめました．

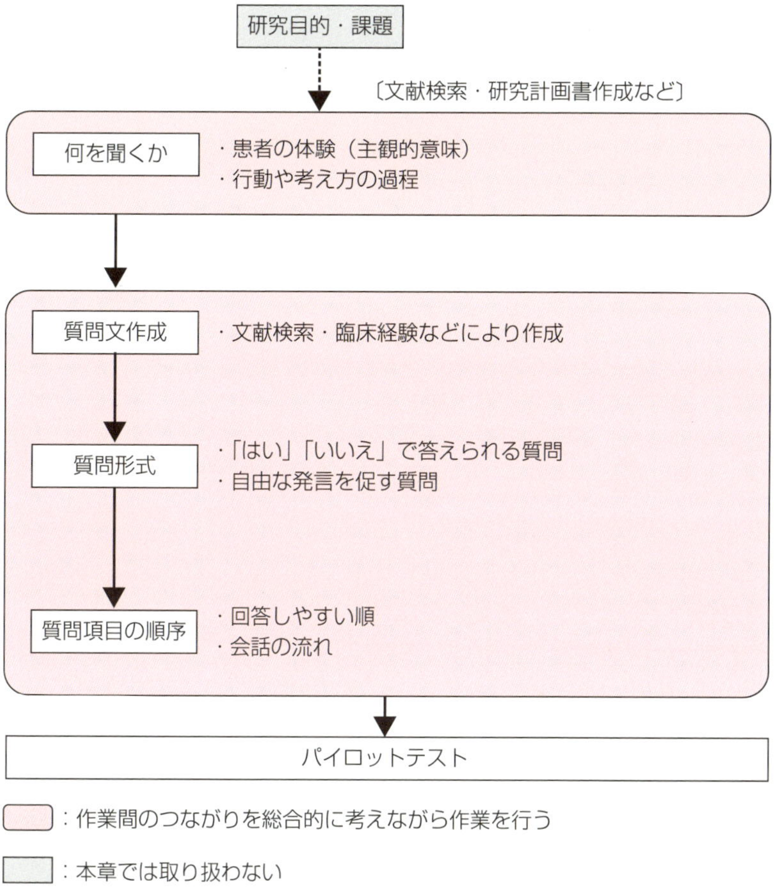

何を明らかにしたいか？

1. 基本的な背景情報は必要？

面接調査でも，調査対象者の背景情報を聞く場合に質問紙を使用します．この場合は本章B【アンケート調査で使う質問紙を作成しよう！】で述べた「背景情報」の項目（45ページ）を参照してください．作業は同じです．

2. 研究目的と研究課題は何を必要としているか？

第Ⅰ章で設定した，皆さんの研究目的・課題を今一度眺めてください．その研究目的・研究課題をもとにして，「聞きたいこと」を明確にしていきましょう．ここからは，乳がん患者を対象に，私が行った面接調査を例にあげます．

〔研究目的〕

乳がん体験者を対象に半構造化面接（グループ面接）を行い，退院後の経験を探索すること．

〔研究課題〕

手術を受けた乳がん体験者を対象に，退院後の変化について明らかにすること．

私の研究課題は，「乳がん体験者を対象に，退院後の変化について明らかにすること」です．前述の質問紙の作成では，この後明らかにしたい事柄の概念を定義づけるのでしたね〔忘れてしまっていたら，もう一度 【明らかにしたい事項の「概念」を定義づけよう！】（46ページ）を振り返ってください〕．しかし，インタビューガイド作成では明確な概念の定義づけはしません．できないのです．私の研究課題にある「退院後の変化」を考えてみましょう．身体・行動・情動・認知・社会面などのすべてを含む「変化」を明らかにすると定義づけることはできますが，その身体的変化・行動的変化・情動的変化・認知的変化・社会的変化が何をさしているのかは，データを収集して分析してみないとわかりません．ですから，インタビューガイドの作成にあたっては，「研究課題→明確な定義づけ→質問文」とはなりません．この点に注意をしましょう．

質問文を作成しよう！

では早速，質問文を作成するためにどのような方法があるかを一緒にみていきましょう．ここでは２種類の方法を紹介します．これらにより，質問紙の質問文作成時と同じく，言いまわしや表現方法を練るうえでのヒントを得ます．

1. 先行研究のインタビューガイドを参考にする

皆さんが一生懸命行った文献検索の結果が再び活用できますね．次の点に注意して，第Ⅰ章で作成したExcel表のなかの「質問紙（質問内容）」の欄を見てください．

- 皆さんが聞きたいことを含むインタビューガイドはありましたか？
- 言いまわしや表現が参考になるものはありましたか？

もし，Excel表のなかに詳しい記録がない場合には，もう一度論文に戻りましょう．インタビューガイドは，おもに付録，あるいは「方法」の文中やその付近の表に記されています．そのなかに，皆さんの研究に応用できるものはありましたか？　それらをヒントとして，質問文を作成することは可能です．その場合には，質問紙のときと同じく，研究成果を発表する場合には，先行研究から知恵を拝借したことを，きちんと明示してください．

2. 臨床経験から考える

皆さんの臨床経験から得た知識を生かして，質問文を作成しましょう．次の点に注意して，患者との会話を思いだしてみてください．

- どういう質問をしたら理解されなかったか
- どういう質問をしたら簡単に聞きたいことが聞けたか
- どういう質問をしたら黙ってしまったか
- どういう質問をしたら話がはずんだか

それらを参考にして，何をどのように尋ねたら皆さんの研究課題に近づけるのかを考えていきます．では，先ほどの乳がん体験者の例をもう一度みてみましょう．研究課題である「退院後の変化」についての質問に焦点を当てて考えてみましょう．私は「退院後の変化」を聞きたいのですが，「退院後に，どのような変化がありましたか？」と聞くのはどうでしょうか？　一見よさそうですが，「変化が起きた」ということが大前提になっている点が誘導的な質問です．「変化」が起きているだろうと考えているのは私であって，調査対象者のなかには「変化はとくにない」と考えている人もいるかもしれません（こういう理由づけが論理的でないことは多々あります．しかし，調査対象者の「意味」を拾いあげるのが質的研究ですから，一般常識をもとにした論理性はなくてもよいのです）．もう少し，中立的な立場の質問

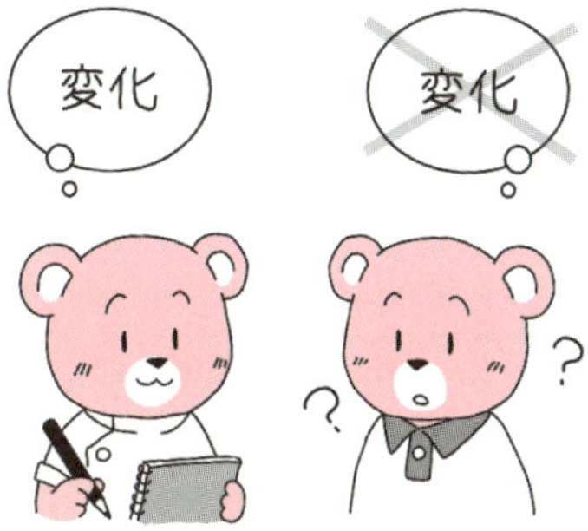

にしたいと思います．では「退院後に，どのようなことに気づきましたか？」はどうでしょうか．調査対象者は，それぞれが気づいたことを話してくれることでしょう．そのなかに「変化」としてとらえることができる内容が含まれているかもしれません．面接では，そこをさらに掘り下げて追求質問を使い尋ねていくことになります．

質問形式を決めよう！ ～効果的な質問形式を選ぶには～

次に，質問形式について考えてみましょう．インタビューガイドで使用する質問形式は，質問紙の作成で述べたのと同様に，2種類の質問形式です．次の表を見てください．それぞれの特徴を記しました．

はい・いいえで答えられる質問	自由な発言を促す形式
・答えにくい質問に適している ・内容の不一致を明らかにしたいときに適している ・話の内容が膨らみにくい ・質問の順番によっては，誘導的質問になりやすい	・インタビューガイドで最も多く使われる ・調査対象者が質問と回答を常に考えなくてよい ・話の内容が膨らみやすい ・より具体的な話を引きだせる

「調査対象者の経験や主観的な意味を明らかにする」ことが研究目的の場合には，話の内容が膨らむ「自由な発言を促す形式」を用いるのがよいでしょう．「はい・いいえで答えられる質問」は，調査対象者の発言の不一致を明らかにしたいときなどに限定して使用します．しかし，「どうして～ですか」という質問は使用しません．調査対象者の行動・感情・情動などについての理由を「何故」という質問で尋ねた場合，調査対象者は「えっ？」という顔をするか，考え込んでしまうかもしれません．それは，調査対象者が「何故か」という理由を意識していない限り，言葉で説明できないからです．前述の「退院後の変化」と同様に少し婉曲的な尋ね方，たとえば「～に至った過程について話してください」などと質問してみましょう．

質問文の順番を決めよう！

質問文の順番を決めましょう．質問紙の作成と同じく，答えやすい質問をはじめに配置します．多くの場合，調査対象者の疾患やその治療については質問紙を使用して尋ねますが，質問紙から得た回答を利用して治療についての詳細を聞くような質問をしてもよいでしょう．皆さんの調査の核となるような質問や繊細な問題が含まれている質問は，一番後ろに配置します．そして，調査対象者の質問に対する反応をシミュレーションしながら，全体の質問の流れを確認します．質問紙の作成と同じですが，回答する人の心地よいリズム，つまり調査対象者の思考をさえぎらないようにします．質問文の順番のイメージは，「外堀から攻めていって本丸に到る」です．

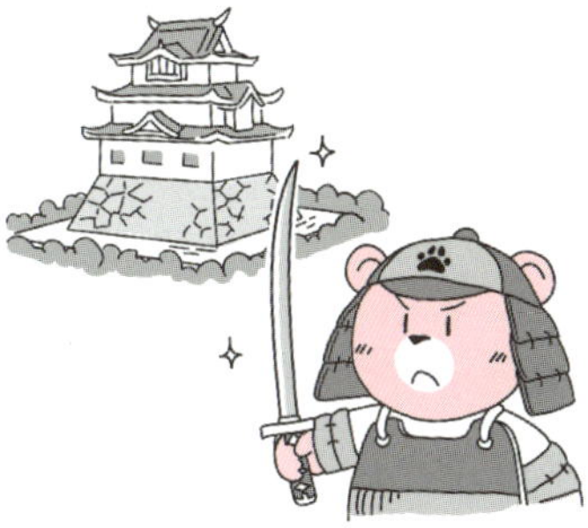

面接形態とインタビューガイド

ここでは，それぞれの面接形態で使われるインタビューガイドの特徴を述べたいと思います．次の表を見てください．それぞれの特徴についてまとめました．

半構造化面接（個人）	半構造化面接（グループ）	非構造化面接
・質問はおもに自由な発言を促す形式 ・6～8つの主となる質問 ・追求質問	・メンバー間の自己紹介 ・導入となる一般的な質問 ・質問はおもに自由な発言を促す形式 ・6～8つの主となる質問 ・追求質問 ・まとめの言葉	・質問はおもに自由な発言を促す形式 ・1～2つのトピック ・追求質問は，実際の話の流れのなかで考える

インタビューガイドの例を見たほうがわかりやすいと思うので，早速見てみましょう．

実際のインタビューガイドの例

ここで紹介するのは，私が実際に使用したインタビューガイドです（一部抜粋）．

面接形態によってそれぞれどのように違うのか，皆さん自身で確認してみてください．研究課題は，①半構造化面接（個人），②半構造化面接（グループ），③非構造化面接すべてに共通で，前述の例，「手術を受けた乳がん体験者を対象に，退院後の変化について明らかにすること」とします．

1．半構造化面接（個人）

Q1．あなたが退院後，気づいたことについてお話しください．□*25

〔追求質問〕

1．その状況について詳しく教えてください．□

2．いつ，あなたはそのことに気づきましたか？□

3．そのことについて，あなたはどのように感じましたか？□

4．当時，そのことについて何か思いあたることはありましたか？□

2．半構造化面接（グループ）

■話しあいのテーマとルールの説明　□*25

■調査対象者同士の自己紹介　□

・みなさん，お互いの手術前のご経験についてお知りになりたいか

*25　質問文の右横に□をつけています．半構造化面接の場合は，主となる質問は調査対象者全員に過不足なく尋ねなくてはいけません．そのためにインタビューガイドをチェックリストのようにしておくと，聞き忘れがないように思います．

もしれませんね．自己紹介も兼ねて，1分程度でお話しください．

■次の話題への移行 □

・では，退院後のご経験に話を移します．退院後，どのようなことが起こったのかを思い返してください．

Q 1．あなたが退院後，気づいたことについてお話しください． □

〔追求質問〕

1．その状況について詳しく教えてください． □

2．いつ，あなたはそのことに気づきましたか？□

3．そのことについて，あなたはどのように感じましたか？□

4．当時，そのことについて何か思いあたることはありましたか？□

■Q 1に関する回答の要約 □

■次の話題への移行 □

・おつらい体験をされたのですね．いろいろとお話ししていただいてありがとうございました．では今から皆さんの現在の心情について聞いていきたいと思います．

中略

Q 7．あなたが現在思っていることや感じていることについて教えてください．

■おわりの言葉 □

・そろそろ，終了時間が近づいて参りました．何か，私が聞き漏らしたことはありませんか？ どなたか，つけ加えたいことはございますか？

3．非構造化面接

Q 1．あなたが退院後に経験したことを教えてください．

パイロットテストを実施しよう！

お疲れ様でした．これでインタビューガイドの準備が整いました．といっても，すぐに本調査に入らないでください．納得がいくまで質問文を精錬しましたか？ 何度も何度も見直し，確認をしましょう．皆さんの指導者や質的研究に精通している人に一度目を通してもらうとよいでしょう．

パイロットテストは，実践のなかで行います．面接対象者1～2名に対して（個人面接の場合），インタビューガイドを使用して行います．問題なく面接が行えた場合には，そのまま使用します．もしも，うまくいかなかった場合には，質問文の練り直しや順番の見直しなどを行います．質問文が多すぎてすべて尋ねることができなかった場合には，質問数を減らします（とくにグループ面接の場合）．

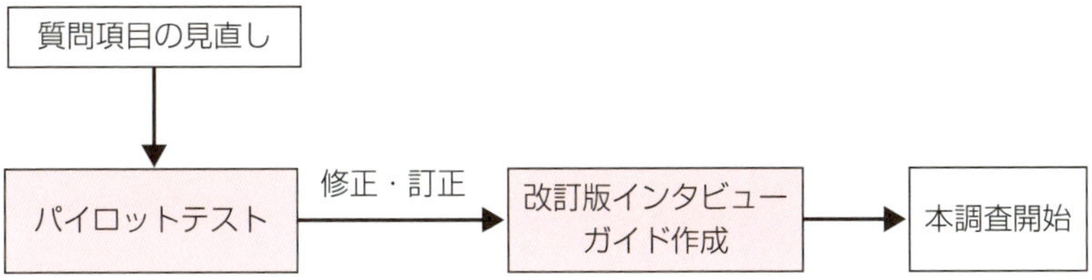

［引用文献］

1）Bandura A, et al.: Self-evaluative and self-efficacy mechanisms governing the motivational effects of goal systems. J Pers Soc Psychol 45 : 1017-1028, 1983
2）Lorig K, et al.: Outcome measures for health education and other health care interventions. Sage Publications, 1996
3）Bolger N, et al.: Invisible support and adjustment to stress. J Pers Soc Psychol 79 : 953-961, 2000
4）Wong DL, et al.: Pain in children ; comparison of assessment scales. Pediatr Nurs 14 : 9-17, 1988
5）Kurihara M, et al.: Development of quality of life questionnaire in Japan ; quality of life assessment of cancer patients receiving chemotherapy. Psychooncology 8 : 355-363, 1999
6）葭原明弘，他：地域在住高齢者の食欲と QOL との関連．口腔衛生学会雑誌 54 : 241-248, 2004
7）川井八重，他：フェイス・スケール調査から見た妊婦の不安－妊娠届出時において－．看護・保健科学研究誌 7 : 79-84, 2007
8）Tsuchiya M, et al. : Repeatability of questionnaires on subjective arm complications after breast surgery. Abstracts of the 28th International Congress of Psychology, 2004 Aug 8-13, Beijin, China. Psychology Press, 2004
9）Sudman S, et al.: Thinking about answers ; the application of cognitive processes to survey methodology. Jossey-Bass Publishers, 1996
10）Smith JA: Semi-structured interviewing and qualitative analysis. In : Smith JA, et al. (eds), Rethinking methods in psychology. Sage Publications, 9-26, 1995

［参考文献］

・小塩真司，他：質問紙調査の手順－心理学基礎演習 Vol 2 －．ナカニシヤ出版，2007
・石井京子，他：ナースのための質問紙調査とデータ分析（第 2 版）．医学書院，2002
・大谷信介，他：社会調査へのアプローチ－論理と方法－（第 2 版）．ミネルヴァ書房，2005
・Nunnally JC, et al. : Psychometric theory (3rd ed). McGraw-Hill, 1994
・Jones F, et al. : The Stroke self-efficacy questionnaire ; measuring individual confidence in functional performance after stroke. J Clin Nurs 17 : 244-252, 2008
・Hoffmann T, et al. : Randomised trial of a computer-generated tailored written education package for patients following stroke. Age Ageing 36 : 280-286, 2007
・Robinson-Smith G, et al. : Self-care self-efficacy, quality of life, and depression after stroke. Arch Phys Med Rehabil 81 : 460-464, 2000
・Hulley ST, et al（著）木原雅子，他（訳）：医学的研究のデザイン－研究の質を高める疫学的アプローチ－（第 3 版）．メディカル・サイエンス・インターナショナル，2009
・Fugl-Meyer AR, et al. : The post-stroke hemiplegic patient 1 ; a method for evaluation of physical performance. Scand J Rehabil Med 7 : 13-31, 1975

第Ⅴ章
実際にアンケート・面接調査をしてみよう！

本章では，アンケート・面接調査を実際に行うときの手順と注意すべきポイントについて述べます．これは，皆さん（調査員）によって生じる誤差を少なくする手立てでもあります．

皆さんの手元には，完成された①調査対象者のリスト，②質問紙・インタビューガイド，③依頼文，④同意書，などの必要書類があり必要部数コピーがされています．面接調査に関しては，日程調整が終了している状態だと仮定し，話を進めていきます．

A　アンケート調査の流れ・ポイント

調査の手順

アンケート調査のなかで，実施手順が類似しているのは，郵送調査とネット調査です．両者は調査対象者と直接話すことはありませんので，電話調査よりも手順が少なくなります．次の表を見てください．各調査に必要な手順を示しました．

手　順	アンケート調査		
	郵送調査	電話調査	ネット調査
1．調査員の訓練	—	○	—
2．必要書類の準備[*1]			
a 郵送用封筒[*2]	○	—	—
b 依頼文	○	○	○
c 質問紙	○	○	○
d 返信用封筒（切手貼）[*3]	○	—	—
e 同意取得の記録台帳[*4]	—	○	—
f 調査対象者リスト	○	○	—
3．調査対象者にコンタクト			
・調査対象者に 1．の a ～ d を郵送	○	—	—
・調査対象者に電話連絡・自己紹介	—	○	—
・インターネット上で公開（依頼文・質問紙）	—	—	○
4．調査対象者の確認	—	○	—
5．調査の説明（依頼文に沿って）・質疑応答[*5]	△	○	△
6．参加同意の確認と台帳への記録	—	○	—
7．質問項目を読みあげる	—	○	—
8．調査対象者の回答を記録する	—	○	—
9．結果の公表方法・お礼を述べて終了	—	○	—
10．回答の不備について問いあわせ	△[*6]	○	—
11．再依頼（無回答者・不在者）[*7]	○	○	△

○：必要事項，－：該当しない，△：条件付きで必要

注意すべきポイント

郵送調査やネット調査と異なり，電話調査では調査対象者と直接話すため，注意すべきポイントが多いです．

＊1　**必要書類の準備**
質問項目すべてに回答してくれた調査対象者に対して，謝礼をする場合には，ここであげた書類の他に，受けとり希望の有無・調査対象者の住所・氏名を記入してもらう用紙を別途用意します．個別に結果報告をする場合もあります．

＊2　**郵送用封筒**
質問紙などを大量に送る場合で，時間に余裕がある場合には，郵便局で別納郵便の申請をしたり，宅配便の会社が提供しているサービスを利用したりすると経済的です．差出人の記載には注意が必要です〔第Ⅷ章D【研究協力者への報告】（133ページ）参照〕．

＊3　**返信用封筒（切手つき）**
返信用封筒には，返信先住所と皆さんの氏名を明記し切手を貼ります．皆さんの所属や調査の題目などを入れると，何の病気か・何の調査に協力しているかが周囲の者にわかるからやめて欲しいという意見が多いです．

＊4　郵送調査やネット調査では，調査対象者と個別にコンタクトする機会はありません．この場合，研究の目的や倫理的配慮などを記載した依頼文で説明を行い，質問紙の返送をもって同意とみなすのが一般的です．電話調査の場合は依頼文の内容を口頭で説明し，調査対象者から参加同意を得たことを記す記録台帳を用意し，インフォームド・コンセントを行ったか否かの記録を残します．さらに，不参加の理由がわかれば理由も記し，回答率の算出ができるようにします．

＊5　郵送・ネット調査であっても，調査対象者からの問いあわせにはきちんと回答しましょう．

＊6　郵送調査で，記名式にした場合には，書類の不備を問いあわせることが可能です．

1. 調査員の訓練・練習

調査員が複数の場合はもちろんですが，１人の場合でも練習をしましょう．まず，自己紹介から調査内容の説明・参加同意への意思確認まで，スムーズに話せるように依頼文を見ながら練習します．また，質問紙の質問項目および構造にも慣れておく必要があります．とくに，枝分かれ質問（付録３の３（4）参照）には注意してください．調査対象者が「いいえ」と答えた後に，どこのページのどの質問項目に飛ぶのか，しっかり把握しておきましょう．

2. ゆっくりと話す

調査内容を説明し，参加への同意を口頭で得たら，質問紙にある質問を１つずつ順番に読みあげていきます．視覚に訴えるものがありませんので，はっきり，ゆっくりと質問項目を読みあげましょう．多項回答法・順位回答法・リカートスケールなどの選択肢が多い回答表記は，とくにゆっくりと読みあげます．

3. 声の調子に注意する

電話調査では，皆さんの電話での話し方で調査そのものへの印象が決まってしまいます．明るく，はっきりとしゃべることが大事です．また回答を疑ったり，威圧的だったり，やる気がないように聞こえないよう，声の調子に気を配りましょう．

4. 質問紙に記載してあるまま読みあげる

質問項目の順番を変えたり，教示文を変えたりしてはいけません．また，調査対象者全員に同じように読みあげます．

5. 質問項目についての質問には答えない

重要なことですが，質問の意味に関する調査対象者からの問いには答えられません．そのような質問を受けたら，質問項目を言い換えたりせずに，再度同じ質問項目を読みあげるにとどめてください．

＊7　調査対象者に直接連絡をとるのがよいのですが，無記名式の郵送調査やネット調査では，調査対象者の特定ができませんので，不参加の人の特定もできません．このような場合は，調査対象者と皆さんとの窓口になってくれた人や，調査開始前に広告を掲載したホームページなどで，再度よびかけを行うとよいでしょう．電話調査については，何回まで電話をかけるのかを事前に決めておくとよいでしょう．

B　面接調査の流れ・ポイント

調査の手順

面接調査のなかで，構造化面接の手順は，電話調査と類似しています．半構造化面接，非構造化面接，グループ面接の手順は互いに類似していますが，グループ面接は面接場所の当日準備に多くの時間が必要です．次ページの表を見てください．各調査に必要な手順を示しました．

手　順	面接調査			
	構造化面接	半構造化面接	非構造化面接	グループ面接
1．調査員の訓練	○	○	○	○
2．必要書類・備品の準備*1				
a 依頼文	○	○	○	○
b 質問紙・回答の選択肢のカード	○	―	―	―
c インタビューガイド	―	○	○	○
d 同意取得の記録台帳*8	△	△	△	△
e 同意書*9	△	△	△	△
f 身分証明書	○	○	○	○
g 録音機器（テープ・電池含）	―	○	○	○
h 調査対象者リスト	○	○	○	○
i 座席表*10	―	―	―	○
3．面接調査場所の設定と確認	○	○	○	○
4．調査対象者にコンタクト・自己紹介				
・調査対象者が（を）訪問	○	○	○	○
5．調査対象者の確認	○	○	○	○
6．調査の説明（依頼文に沿って）・質疑応答	○	○	○	○
7．参加同意の確認と台帳への記録	△	△	△	△
8．参加同意の確認と同意書への署名を依頼	△	△	△	△
9．質問項目を読みあげる	○	―	―	―
10．インタビューガイドに沿って面接を進行	―	○	○	○
11．調査対象者の回答を記録する				
・質問紙に書き込む	○	―	―	―
・録音する	―	△	△	△
12．結果の公表方法・お礼を述べて終了	○	○	○	○
13．回答の不備について問いあわせ	○	―	―	―
14．無回答者へ再依頼	○	―	―	―

○：必要事項，－：該当しない，△：条件付きで必要

＊8　文書で同意をとらない場合には同意取得の記録台帳を用意します．

＊9　文書で同意をとる場合には同意書（付録2）を用意します．面接調査で面接内容を録音する場合には同意書を用いることが多いです．その際は同意書を2部用意し，1部は皆さんの控え，もう1部は調査対象者の控えとします．

＊10　グループ面接では，座席表を用意するとよいでしょう．大きめの紙に円を描き，皆さんの座席を下中央にして，調査対象者の位置を記します．このようにしておくと，誰がどの発言をしたか，誰があまり発言をしていないかなどの把握ができます．ファシリテーターとサブファシリテーターが1枚ずつ座席表を持ち，サブファシリテーターが，誰が何番目の発言をしたかを記録すると，後でデータの整理をするときに発言者を特定するのに役立ちます．

注意すべきポイント

1．選択肢を提示（構造化面接）

前述の電話調査の1～5までの注意事項は，構造化面接にもあてはまります．電話調査と異なる点は，構造化面接では，回答の選択肢

を，調査対象者に示すことができる点です．先ほども述べましたが，選択肢が多い回答表記を使用すると，調査対象者はそれを覚えておかなくてはなりません．選択肢を大きなカードに記し，視覚に訴えるようにすれば，質問文を読みあげた後に「次のなかから1つ選んでください」と回答を促すことができます．

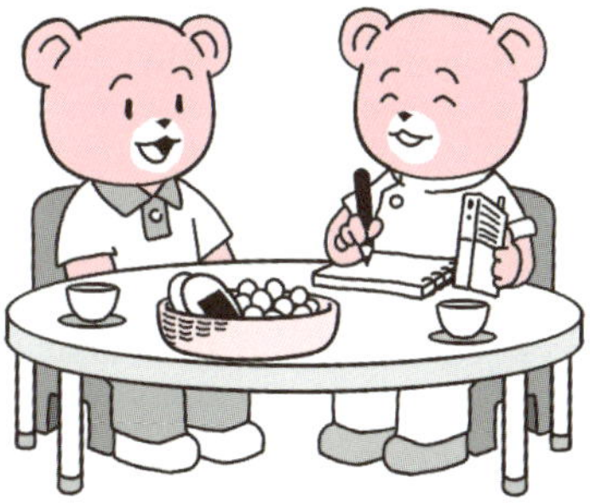

2. 雰囲気づくり（構造化面接・半構造化面接・非構造化面接・グループ面接）

面接場所の雰囲気づくりが大切です．調査対象者がリラックスでき，かつプライバシーの確保ができる場所で面接を行います．また，皆さんと調査対象者とが座る位置ですが，机を挟んでお互いに距離がありすぎるのも，冷たい印象を与えます．グループ面接では，机を使わず，椅子だけを円にして座るようにするとよいでしょう．お茶菓子などを用意し，調査対象者のそばに置けるとさらに快適です．

3. 予備の録音機器の準備（半構造化面接・非構造化面接・グループ面接）

調査参加者の同意が得られれば，会話内容を録音します．録音機器の故障による録り損じを防ぐために，録音機器は2台使用します．録音テープを使用する場合は予備のテープ，電池などの用意も忘れないようにします．

4. メモをとる（半構造化面接・非構造化面接・グループ面接）

話を聞きながらメモをとるのは慣れるまで大変ですが，要点をメモ書きしましょう．話の内容を把握するのに役立ちますし，もう少し詳細を聞きたいと思う話題を再度振ることができます．

5. 個人的関心事や意見を排除する（半構造化面接・非構造化面接・グループ面接）

研究に必要なことだけを尋ねます．追求質問をする場合，個人的な興味から質問しないように注意します．皆さんが調査対象者から聞く内容は，一般常識や科学的な立場からすると，論理的でない，納得がいかないことも含まれているかもしれません．それに対して，自分の意見や考え方を発言しないでください．否定的な意見はご法度です．

6. 感情的な反応への対処*11（半構造化面接・非構造化面接・グループ面接）

調査対象者の体験や内面について聞いていく場合，つらい体験をした人のなかには，涙を流す人もいます．このようなときには，慌てず「録音機器を止めますか」と聞き，必要に応じて録音を止め，落ち着くまで待ってあげてください．調査対象者が自発的に話を続けるようであれば，会話の内容は皆さん自身で書きとめます．落ち着きを取り戻したら，「録音を再開してもいいですか」と許可をとり面接を続けます．グループ面接の場合は，冒頭で「席をはずしたいと思うときに

*11 感情面での配慮の他に調査対象者の体調面にも気を配るのは当然ですよね．疲れがみられたりしたら休憩を入れる，座っているのがつらそうであれば楽な姿勢をとってもらうなどの工夫をします．また，別の日に面接を延期することも大事です．

は退出してよい」旨を伝え，調査対象者が涙を流すようなことがあれば，再度，退出したいか尋ねます．

7. 20秒ルール　（構造化面接・半構造化面接・非構造化面接・グループ面接）

面接をしていると必ずといってよいほど，沈黙の時間があります．まずは20秒待ちましょう．調査対象者の考えがまとまり，話し始めるまでにこれぐらいの時間が必要なのです．沈黙の20秒はかなり長く感じますが，あせらずに回答を待ちましょう．

8. かかわり技法の活用（半構造化面接・非構造化面接・グループ面接）

皆さんが，調査対象者の話を「聞いている」ことを態度で表す「かかわり技法」を活用しましょう．かかわり技法には，言葉によるかかわりと非言語によるかかわりとの2種類があります．非言語のかかわりは，ジェスチャー・アイコンタクト・うなずき・身を乗りだす動作などがあげられます．面接調査で，よく使うのは言葉によるかかわりです．前述の20秒ルールを踏まえたうえで，「もっと詳しく話してください」という励まし技法，「○○といいましたが，△△ということですか？」と尋ねる言い換え技法，「簡単にまとめますと，○○ということですね」という要約の技法，「先ほど○○といいましたが，△△に対してどのようにお考えですか？」と尋ねる不一致の取り扱いがあります．これらを上手に使いながら，話を深めていきます．

［参考文献］

・石井京子，他：ナースのための質問紙調査とデータ分析（第2版）．医学書院，2002

第Ⅵ章
回答結果（データ）を整理しよう！

本章では，アンケート調査から得られた数量化データ，面接調査から得られた文字テキストデータの整理方法について述べます．

ここできちんと整理することでデータの質を保ち，分析をスムーズに行うことが可能になります．

付録3，4を参照しながら読み進めてください．

A アンケート調査から得られた回答の整理法

調査で得られたデータを解析する前にしておかなければことがあります．データが事実を正確に反映しているか（＝正確さ），論理的矛盾はないか（＝整合性），調査すべき内容が十分に回答されているか（＝完全性）の確認です．これからその方法についてみていきましょう．

データのエラーチェックをしよう！

最初に，誤りの発見と訂正から始めます．次のような手順で進めましょう．

1. 回答のチェック

回答された質問紙，面接調査で調査員によって記入された用紙に未記入，不備，誤りがないかを調べます．項目にあれば氏名，生年月日などの背景情報（属性），記入者などを確認し，調査項目に移ります．これらに不備があるときは，問いあわせが可能であれば問いあわせて訂正し，だれが，いつ，どのように確認したかを欄外に記入しておきます．修正や訂正は修正液などで消さず，二重線などを引いて書き加え，訂正前の内容もわかるようにしておきます．

2. データのコード化

解析はコンピュータを利用して行います．手集計よりはるかに有用で，短く簡単な調査であってもそうするのが賢明です．そのためにはコード化が必要になります．

ⓐ 数値化

回答は，氏名などの固有名詞を除いてすべて数値として入力することをお勧めします．このほうが入力に要する時間や手間が少ないだけでなく，後の扱いがより便利なのです．たとえば性別でも，「男」，「女」より，それぞれ「1」，「2」とあらかじめコード化しておいた回答を入力して，その後結果を印刷する場合などにソフトで「男」，「女」と変換し直せばよいでしょう．統計ソフトによっては文字を自由に扱えない場合もあるからです．

また，数値などは変換や解釈を加えていない原データを入力します[*1]．たとえば年齢よりは生年月のほうが後で便利ですし，変換や解釈時に誤り，主観が入る可能性もあります．体重などは，入力時に区分けしてカテゴリー化するのでなく，そのまま入力し，後の解析時に目的に応じて区分けすればよいのです．事前のカテゴリー化ではなく，事後のカテゴリー化をお勧めします．

また，たとえば体重が「50 kg くらい」とあったら，「50」と入力

＊1 **四捨五入の方法および有効数字**
調査の時点で数値は小数点以下何桁かなど決めておきますが，それより細かい桁で書かれたデータは入力時に変更すると誤りやすいので，質問紙チェックの段階で四捨五入してそれを記載しておきます．四捨五入は，大きな値へのバイアスを防ぐため，常に切り上げるのではなく，5の前が偶数なら切り下げ，奇数なら切り上げて最後が偶数となるようにします．たとえば，12.45 なら 12.4 に切り下げ，12.35 なら 12.4 に切り上げます．常に5を切り上げる四捨五入をすると平均値などが大きくなってしまいます．桁数が指定より少ない場合，それがわかるようにコード化してもいいですが，煩雑になります．問いあわせても解決せず，この不備が解析に大きな影響を与えるのであれば，欠損値扱いも考えましょう．有効数字は，かけ算，割り算では得た値をもとの桁数に四捨五入します．40.5×3.28 であれば答えの 132.84 を3桁の 133 とします．引き算，足し算では桁数の小さいほうへあわせます．300－25.3 なら 275 です．計算機やパソコンでは，このようにならず桁がそのまま多くなりますが，結果を記載する際にはその都度このようにしましょう．

するのではなく，「50くらい」という数値コードをつくって入力します．「くらい」に「8」をあて，「850」などとします．区分けや平均値計算などを行う際は，解析プログラムで対処すればよいでしょう．

コード化では繁用される既存のコード分類があれば，なるべくそれを使用すると便利なだけでなく普遍的になります．たとえば，職業分類や疾病分類などがいくつかありますが，インターネットで検索すれば皆さんの調査に適した分類コードが見つかるでしょう．

選択肢にない回答が書き込まれていた場合などはそれをコード化し，別紙のコード表に回答内容の要約を書いておきます．似たものは入力時に，あるいは後で類型化してコード化します．

ⓑ 空欄にしない

「あり・なし」や数値などで回答がない場合，何も入力しないで空欄にしておくのは避けます．他のソフトへデータを変換して利用するときに，「0（ゼロ）」となってしまうことがあるからです．すると，なしを「0」とコードした場合や本来の測定値などの「0」との区別がつかなくなります．それを避けるために，空欄にはコードや数値を与えます．「あり・なし」が空欄なら「7」，数値が空欄ならありえない桁にして「777」という具合です．入力コードは次の項目も参考にしてください．空欄とした場合，もう1つの欠点は検索ができないことです．ある項目が空欄の例を指定して抽出することができなくなります．

同様の理由から，何も入力せずに矢印キー（↓）やタブキーでの次項目への移動も賢明ではありません．そのようになっている入力ソフトでは空欄コードを設けることは必須ともいえます．

ⓒ 欠損値の扱い

データが得られない場合にもいろいろな理由があります．その項目は，「調べていない」「調べたけどわからない」「わかっているけど答えない」などです．これらの理由で欠損値となる場合はコードも分けておく必要があります．後の解析で，解析目的によってどれを除くかが異なってくるからです．数値の場合も同様にします．理由によっては解析時に人為的に値を加えたりもします．たとえば平均値で代えたり，その他の項目から推定される値で代えたります．解析の段階でダミー変数という新しい変数をつくることによって欠損値に数値を与えて別グループ扱いをすることも可能です．さらに複雑な方法もありますが，これらはデータ解析の本を参照するか，生物統計の専門家に相談してください．

欠損値とはやや異なりますが，「非該当」というものがあります．たとえば，初潮年齢は男にはありませんし，付録3の質問紙の項目3（4）にも「(4) で「2. ない」を選んだ方へ　2ページの（1）へお進みください.」というものがありますが，回答項目をスキップする場合などです．これらの項目も空欄にしないで，非該当のコードを入力しておきます．

以上をまとめますと，たとえば初潮年齢なら，男で非該当「66」，生理は全く来なかった「77」，覚えていない「88」，答えていない「99」などというようにします．

d 変数名

項目の入力変数名は以前はアルファベットでしたが，日本語入力が普及して今では漢字名でも入力できます．それぞれ一長一短があります．統計ソフト内でプログラムを組む場合はアルファベットのほうが入力が簡単で速くなります．この場合，字数が多くなるので略語形にしますが，これだと他の人にはわかりにくいという欠点があります．英語スペルの母音を抜いた子音のみとすればわかりやすいですが，専門用語を含め，英語の習熟が必要です．印刷する場合にはもとの漢字に変換することもできます．

多くの共同研究者が関与する場合は漢字の日本語，少ない場合は意味を推測しやすいアルファベットを用いた略語がお勧めでしょうか．

e 複数回答法の入力法

1つの質問項目に対して複数の選択肢があり，指定した数だけ，あるいはあてはまる回答のみ選んで○で回答する複数回答法のコード化と入力には注意が必要です（付録3，3（4）a参照）．ここでは，「医師は診断のため何を行いましたか」と尋ね，選択項目として「1. 視診　2. 触診　3. レントゲン　4. 血液検査　5. アイソトープ　6. MRI　7. その他（　　）」をあげ，「複数回答可」となっています．最後の「その他（　　）」には自由記載欄があります．たとえば，「複数回答可」の代わりに「3つ選択」とあったとします．この場合，入力欄を3つ用意し，それぞれに視診の「1」からMRIの「6」のコードを入力する方法は絶対に避けるべきです．そうせずに，回答用の「1. 視診」から「6. MRI」それぞれの入力欄を設け，○なら「1」，○がなければ「2」のように入力します[*2]．「その他」には，記入内容を後から整理してコード化した数値を入力します．

こうしないと，後で集計や解析ができない状況が生まれます．たとえば，2つしか選ばない回答が出てきますし，4つ以上に○の回答も出てきます．これらの場合や，好きな数だけ選択させた場合，入力欄をたとえば3つとした場合，ある診断法の割合を出そうとしても，とても複雑な解析プログラムを使用しないと出せません．ましてや，診断法と他の項目の関連，たとえば転移との関係を検討しようとしても，とても簡単にはできなくなってしまうのです．6つの入力欄を設けてそれぞれに○の「1」か○なしの「2」を，7番目の「その他」で

*2

質問番号		回答
3(4)a	1	1
	2	3
	3	6

⇒×

質問番号		回答
3(4)a	1	1
	2	2
	3	1
	4	2
	5	2
	6	1

⇒○

は数欄設け，それぞれにコード化した数値を入力すれば容易に解析ができるようになります．

3. 入力での注意

ⓐ 転記

どうしてもやむを得ない場合を除き，質問紙などを転記して，それをもとに入力するのはやめましょう．転記には転記エラーがつきものだからです．

ⓑ ダブル入力

予算を用意してデータ入力業者に依頼するのは賢明です．慣れていますし，ダブル入力といって，入力後に再度キーを打ち，最初と一致しないコードがチェックされます．こういうプログラムやパソコンが用意できない場合は後述する「読みあわせ」は必ず実行しましょう．

ⓒ プログラム入力

最近のデータベースソフトには画面応答式の入力プログラムがあります．これらでは，後述するはずれ値や非論理的なコードを，入力時点で音で知らせてチェックするプログラムが用意されているので，かなりの誤りが防げます．コードが入力画面に表示されて選択するものもあります．欠点は入力に時間がかかることですが，1つの研究でたびたび行うことではないので，データが多くないとき，研究実施施設が多数あり，インターネットを通じて各施設で独自に入力するときは利用するとよいでしょう．ただし，データチェックが甘くなる危険性はあります．また，最近ではインターネット上で回答者が直接入力する調査も増えていますが，入力チェック機能を充実させないとデータの質の管理が難しくなり，信頼性にも疑問が残ることになります．何らかの方法による入力後のチェックが必要でしょう．

ⓓ 光学的自動読み取り

質問紙から直接機械が読み取る方法です．試験のマークシート方式がよく知られていいますが，アンケート調査ではそれ用に質問紙を設計するか，読み取り装置で設計しなければならず，やっかいです．また，手書きの回答の場合，読み取り不能，誤りも少なくありません．このため，現在ではあまり利用されません．

4. 入力データのチェック

ⓐ 読みあわせ

コードなどがすべて入力されたら，質問紙と入力データの読みあわせをしましょう．入力データは質問紙の項目と対比できるような形で印刷し，1人が質問紙を見て，もう1人が入力データを読みあげます．画面の数値を読みあげる手もありますが，印刷したもののほうが速くて誤りも少ないでしょう．

ⓑ ありえない値の確認～データクリーニング～

選択肢にないコードはプログラムでそれらを抽出すれば簡単にチェックできます．数値の場合でも基準値（正常値）があればそれを参考に，それ以下，以上を抽出してチェックしましょう．

ⓒ 論理性をみる～データクリーニング～

2つの項目についての回答コードや数値の関連をみて，論理的矛盾がないかを点検しましょう．たとえば，「年齢」が「10歳」で「婚姻」が「結婚」とか，「男」で「初潮年齢」が「12歳」とか，非論理的な回答がないかをみます．3項目以上の回答の関連をみることもできます．たとえば3項目では，「男」で「年齢」と「婚姻」の関連，「女」で「年齢」と「婚姻」の関連というように別個にみます．ちなみに，回答者が正しく答えるかを確認する論理チェックの項目を質問紙に潜ませておくこともあります．縦，横に2項目のコード分布を配した表にすると検討しやすくなります．

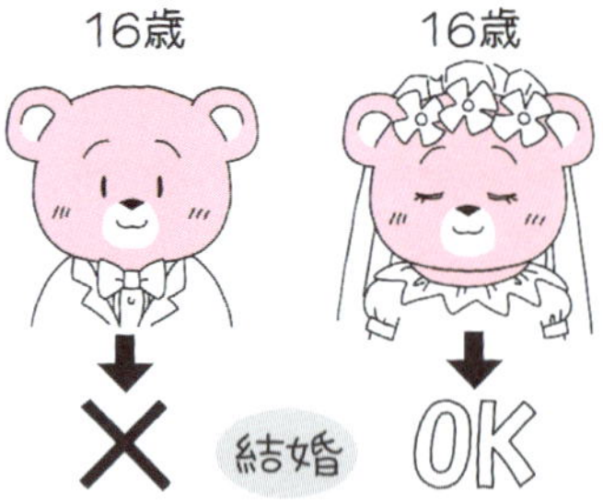

ⓓ 分布をみる～データスクリーニング～

選択肢でも数値でも回答の分布を点検しましょう．大きさの順に並べた表や頻度を表す図や表にすると点検しやくなります．あらかじめ予想される範囲からはずれた値や，歪んだ分布がないかをみます．

検査値を含む生物学的測定値の場合は正規分布をすることが多いです．より厳密にいえば，測定値の対数をとればほとんどが正規分布するので，解釈しやすい常用対数をとります．平均，中央値（メジアン），最頻値（モード），標準偏差，加えて歪度（わいど），尖度（せんど）（統計書参照）などを確認して，分布の形を正規分布と比較します．表であれば，分布が正規分布といえるか，適合性のカイ2乗検定（goodness of fit）で有意差検定をすることができます．

ⓔ 整合性をみる～データスクリーニング～

非論理的ではないけれども整合性が疑われるという視点からも検討できます．たとえば身長と体重で，「男」で「身長180 cm」はおかしくありませんが，「体重」が「40 kg」であればおかしいでしょう．「女」であれば背が低くて「体重40 kg」というのはそれほど変ではありません．これも縦と横に検討すべき項目のコード分布，数値であれば加えて縦軸と横軸に検討すべき項目を配した散布図にすると検討しやすくなります．生物学的測定値でその値，あるいは対数変換値が正規分布となれば，散布図は横長，縦長，または斜めに傾斜した楕円形になります（第Ⅶ章の側注*24参照）．

5. はずれ値

ⓐ 確認

入力データのなかのありえないコードや数値はデータクリーニングの段階で確認されますが，データスクリーニング段階での，誤りではないが整合性に疑問の残るコード，とくに数値の場合をはずれ値（outlier）とよびます．誤りではないので除外したり欠損値にしたりはせず，そのコードや数値は入力しておきます．もちろん，これらについても測定や転記，入力の誤りでないことは確認します．測定では試薬，調製，不具合，習熟など，さまざまな原因の入り込む余地があります．

また，はずれ値を持つ対象は本来調査対象とすべき集団と異質である場合があります．たとえば，何の症状も持たない健常者を対象としたのに病気を持つ人が混じっていたとか，日本人対象だったのにその人は違う人種の二世だったとか，あるいは会社員対象の年収調査に経営者が入っていたとか，さまざまなことが考えられます．

いずれにしても，検討すべき重要な情報であることは間違いなく，むげに無視すべきではありません．その理由を探るなかで，当初全く想定していなかった新しい事実の発見につながることもあります．ただ，不備などの理由があればそれを付記したうえで除外するのがよいでしょう．

ⓑ 扱い

では，除外しないのであれば，解析でどう扱えばいいのでしょう．1つは欠損値と同じ扱いをする方法があります．欠損値の扱いは77ページでふれました．

パラメトリック法ではそれぞれ分布を想定するので，その分布から大きくはずれた値は結果に大きな影響を及ぼす可能性があります．相関係数や回帰直線などです．もちろん対象数が少なければその影響もかなり大きくなりますし，多ければそれほどでもないこともあります．このような場合，感度分析ともいいますが，このはずれ値を除外した場合の統計解析結果も同時に示すのも1つの方法です．

また，パラメトリック法でのはずれ値の影響が大きい場合には，その影響の少ない，つまり分布を想定しないノンパラメトリック法を用いるというのもやむを得ないかもしれません．たとえば，値そのものでなく順位を用いて相関をみるSpearman（スピアマン）の順位相関や，同じく順位を用いて2群の平均値の違いをみるMann-Whiteney（マン ホイットニー）の順位和検定などがあります．

B　面接調査から得られた回答の整理法

面接調査で得たデータが数量化できるものに関しては前項Aを参照してください．ここからは，文字テキストデータの整理方法について述べます．会話を録音して得られたデータを想定し，データの活字化（＝テープ起こしによる文字テキストデータ化）から基本的なコーディングの方法まで，順を追って説明していきます．会話を録音しないでデータを集めた場合は，次の【テープ起こしをしよう！】は読み飛ばしてください．なお，次ページの【コーディングを行おう！】では，私が個人面接で得た文字テキストデータの一部（付録4）を例文として使用します．では一緒にみていきましょう．

テープ起こしをしよう！

録音された会話内容をデータとして扱い，分析を行うために，その会話内容を活字にしましょう[*3]．とても時間のかかる作業[*4]なので，面接調査完了時まで溜めておかずに，順次テープ起こしを行いましょう．次の図にテープ起こしの手順をまとめてあります．

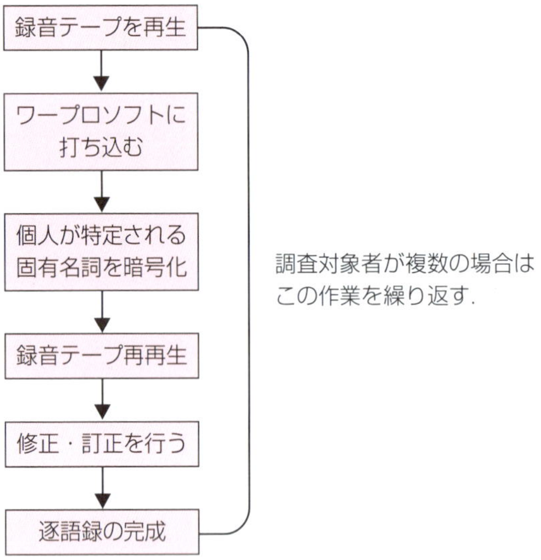

録音テープを再生
ワープロソフトに打ち込む
個人が特定される固有名詞を暗号化
録音テープ再再生
修正・訂正を行う
逐語録の完成
調査対象者が複数の場合はこの作業を繰り返す．

まず，録音テープを聞きながら，その内容をワープロソフトに打ち込んでいきます．後で分析をする際に，何度も何度もこの文書（＝逐語録）に戻って会話内容を検討する必要が出てきます．そのときに「何ペ　ジの何行目にある会話」とすぐに探せると効率がよいので，行番号とページ数を振ってください[*5]．そして話し手はだれかも明記しておきます[*6]．

ワープロソフトへの打ち込みが一通り終了したら，1ページ目に戻り，患者・医療機関・皆さんなどの個人が特定される固有名詞を確認します．それらが含まれている場合には，便宜的にアルファベットなどで置き換えましょう[*7]．最後に，テープを聞き直して，抜けている部分や間違っている部分がないかどうかを十分に確認してください．抜けている部分や間違っている部分があった場合には修正を加え

＊3　**テープ起こし**
どこまで正確に会話を活字にするかは，いろいろな意見がありますが，私はすべて活字にすることをお勧めします．録音されているのは会話なので「うーん」とか「あれあれ，なんだっけ」など意味をなさない言葉もたくさん録音されています．しかし，これらをはしょってしまうと，ときには，どのような流れで次の会話へ移ったのか，どのような状況である話題を話し始めたのかという情報が消えてしまいます．さらに，活字にしてしまうと声のトーンや感情なども消えてしまいます．せっかく貴重な時間をもらって「会話」をしているのですから，逐語録が，編集されている新聞などの体験談と同質なものとならないようにしたいものです．ですから，私は，意味のない言葉も含めて活字にし，笑い声には「…(笑)」，面接中のメモ書きを参考にジェスチャーには「(手を広げる)」，沈黙には「(うつむきながら沈黙)」などを使用して，テープ起こしをするよう心がけています．

＊4　**テープ起こしの所要時間**
テープ起こしの作業時間の目安ですが，30～40分程度の録音テープで7～8時間ぐらいかかると考えておいてください．

＊5　**行数・ページ数の振り方**
ページ数は，ワープロソフトの「挿入」—「ページ番号」で文書のお好きな場所に振ってください．行数は，先頭から「L1」などを使って振ってください．
〔例〕
L1　こんにちは．○○と申し
L2　ます．本日はお忙しいな
L3　か，お時間をいただきま
L4　してまことにありがとう
L5　ございました．これから
L6　….

＊6　**会話の主**
皆さんと患者との個人面接であ

ます．完成した逐語録は，パソコンのハードディスク・CDなどの媒体に保存[*8]します．

コーディングを行おう！

コーディングとは，逐語録の言葉，語句，または文章中にあるキーワードをとらえて，端的な言葉で名前づけを行い，逐語録の内容を整理していくことをさします．ちょうど書類をファイリングするときに使用するインデックスや，図書館の図書カタログをつくる作業に似ています．

それでは，階層的コーディング法[*9]について，具体例をあげながら説明していきます．ここで使用する逐語録は，私が乳がん患者を対象に，告知から調査実施時までのニーズについて聞いた個人面接[1]からのものです．私の研究目的は「乳がん告知から調査実施時までの患者のニーズに合致しなかった医師からの情報提供について明らかにすること」です．しかし，最初のコーディング段階ではこの目的に限定せずに，告知時からの患者の体験（身体・行動・感情・情動・認知など）すべてにおいてコーディングを行うこととしました．また，情報提供にはがんに関する医学的な情報だけでなく心理社会的な事柄を含むこととしました．

MEMO

重複して分析してはだめ！～排反の法則～

後述する【実際にコーディングを行ってみよう！】をみればわかりますが，「なんとなくこんな感じ」という感覚でコーディングを行ってはいけません．「ラベル名」をつけ，そのラベル名に類似した別のラベル名が抽出されたら，その2つをまとめ統合し，必要があればラベル名を変更し，それに見あった定義づけを行います．この繰り返しがコーディングの基礎です．

「体系的」なコーディングおよび分析を行うために，さらなる約束ごとがあります．それは，「重複してコーディングしない」ということです．繰り返しますが，ラベル名とその定義づけ，その更新を随時行っていけば，逐語録の同じ場所に異なるラベル名が重複してつくことはありません．しかし，何となくコーディングを行ってしまったり，調査対象者数が多いと，重複して分析してしまったりするかもしれません．ですから，分析過程の記録が大変重要になってきます．何度か記録を見直して，「重複している部分」はないか，必ず確認をしてください．

れば，話し手は明らかですね．録音テープにある声からも判断できます．しかし，グループ面接の場合は，だれの発言かをはっきりさせておくことが必要になります．第Ⅴ章の側注＊10で述べた座席表と発言の記録が役に立つのです．

＊7　**固有名詞を暗号化**
匿名性を保証するために，逐語録に登場する固有名詞はすべて暗号化します．ただし，氏名や医療施設名は「Aさん・A病院」などとし，イニシャルは使わないでください．

＊8　**逐語録の保管**
万が一のために逐語録は印刷して保管しましょう．そして，ネットワークセキュリティが万全であることが条件ですが，パソコン上の逐語録に関してはパスワードを設定し，その他のものに関しては鍵のかかる場所に保管します．

＊9　**階層的コーディング法**
下から上へ積みあげていくイメージです．

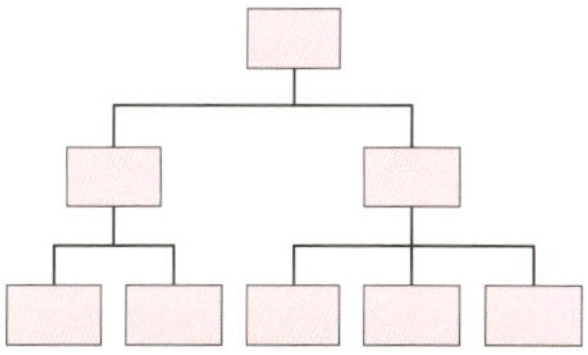

第Ⅶ章で述べますが，皆さんが選択する分析方法によっても，コーディング方法は少しずつ異なります．しかし階層的コーディング法はその基本となるものです．

コーディング単位を決定しよう！

実際にコーディングを行う前に，完成した逐語録の１ページ目を眺めてください．どこで会話が途切れていますか？　数行ごとに規則正しく，皆さんと調査対象者との会話がキャッチボールされていますか？　おそらく１ページ目はまるごと調査対象者の会話で，しかも話題が盛りだくさんで，どこで区切ったらよいか皆さんは迷ってしまうのではないでしょうか．２ページ目，３ページ目と進むにつれて，短い行数内で皆さんと調査対象者との会話がキャッチボールされているかもしれません．あるいはその逆かもしれません．では，逐語録のコーディングのために，どこで区切りましょうか．

第Ⅱ章の MEMO【「どちらが科学的？」論争とは？】（18 ページ）で述べたように，「質的研究も科学的である」と主張するためには，体系的で，かつ細心の注意を払った分析過程を第三者に示し，理解されなくてはなりません．ある部分は１ページ，ある部分は３行と一度にコーディングする部分（＝コーディング単位）が変化してしまうのは，体系的とはいえませんよね．ですから，あらかじめコーディング単位を決めて，体系的な分析を行いましょう！

コーディング単位[*10]は，１行・１段落・１ページから選択してください[*11]．これ以上大きな単位になると，細部への注意が散漫になり，大事な情報をキャッチできなくなってしまいます．皆さんが「どの情報も逃さない」という姿勢であれば，１行ごとにコーディングを行うことをお勧めします．分析の細かさや正確さにおいては，それが最良の方法です．一方で，時間と労力（そして忍耐）がかなり必要であることは心にとめておいてください．

実際にコーディングを行ってみよう！

ここでのコーディング単位は１行とします．１行をじっくりと見て，皆さんが気になる言葉や語句を見つけてみましょう[*12]．１行中に気になる言葉や語句がいくつあってもかまいません[2)]．その言葉にハイライトを入れてください．

L 136 A[*13]　って．でも今も心配なんです．やっぱりこのままいけるのかなって，再発の
L 137 A　こともあるし．私の主治医は，なんで乳がんになったのかっていう説明をして
L 138 A　くれなかったんですね．で，いろいろ調べて，食生活に関係があるんじゃな
L 139 A　いかと思ったんですよ．ですからね，自分のライフスタイルを変える方法を
L 140 A　知りたいと思うんだけど，そんなことは誰も教えてくれなかった．病院の中

私が注目した語句は次ページのとおりです[*14]．

＊10　**文脈で区切る**
コーディング，とくにラベル名をつけるときは，文脈をコーディング単位にするのはやめましょう．もちろん「分析」が進んできて，前後の文脈から判断しなくてはいけない場合はあります．しかし，文脈の区切りは個々人のとらえ方によって変わってきますし，第三者による分析過程とその結果の検証（第Ⅶ章で述べます）の妨げになります．

＊11　**分析の細かさ**
「１行＜１段落 ＜１ページ」とコーディング単位が広くなるとコーディングおよび分析も粗くなります．

＊12　**コーディングの焦点の当て方**
「何に焦点を当ててコーディングを行うか」には２つの方法があります．
① 研究目的に沿ってコーディングを行う方法
② 研究目的に関係なくすべてコーディングを行い，カテゴリー名の段階までまとめて，研究目的に関連があるものだけを使用する方法
どちらもメリットとデメリットがあります．①では，皆さんが関係ないと判断した部分は早い段階で除外されてしまい，分析に反映されることがありません．しかし，②に比べて早く分析を終了できます．②は非常に労力が要りますし，その分時間もかかります．ですが，研究者が関係ないと思う部分もカテゴリー名まで残りますから，調査対象者の視点を十分に反映でき

L 136 A	って．でも今も心配なんです．やっぱりこのままいけるのかなって，再発の
L 137 A	こともあるし．私の主治医は，なんで乳がんになったのかっていう説明をして
L 138 A	くれなかったんですね．で，いろいろ調べて，食生活に関係があるんじゃな
L 139 A	いかと思ったんですよ．ですからね，自分のライフスタイルを変える方法を
L 140 A	知りたいと思うんだけど，そんなことは誰も教えてくれなかった．病院の中

次に，どのようなラベル名*15をつけるか考えてみましょう．矢印の後が，私が考えたラベル名です．

L 136 A	今も心配→現在の心配な気持ち
L 136 A	このままいけるのかなって→このままいけるのか
L 136 A	再発→再発
L 137-8 A	私の主治医は，なんで乳がんになったのかっていう説明をしてくれなかった→乳がんになった理由に関する説明の欠如
L 138 A	いろいろ調べて→情報探索
L 138-9 A	食生活に関係があるんじゃないかと思った→乳がんと食生活との関連性
L 139-40 A	自分のライフスタイルを変える方法を知りたい→ライフスタイルを変える方法への欲求
L 140 A	そんなことは誰も教えてくれなかった→誰も教えてくれなかった

似たようなラベル名がでてきましたね．では，それらをまとめてみましょう．

1	**現在の心配な気持ち**	L 136 A	今も心配
		L 136 A	このままいけるのかなって
2	**再発**	L 136 A	再発
3	**乳がんになった理由に関する説明の欠如**	L 137-8 A	私の主治医は，なんで乳がんになったのかっていう説明をしてくれなかった
4	**情報探索**	L 138 A	いろいろ調べて
5	**乳がんと食生活との関連性**	L 138-9 A	食生活に関係があるんじゃないかと思った
6	**ライフスタイルを変える方法への欲求**	L 139-40 A	自分のライフスタイルを変える方法を知りたい
7	**誰も教えてくれなかった**	L 140 A	そんなことは誰も教えてくれなかった

る可能性が高くなります．研究者が関係ないと思っていたことが，実は調査対象者にとっては大事だったということが，しばしばあります．

*13 逐語録中の記号,「L 136 A」は，L 136 が行数（この場合136行目），A が発言をした調査対象者の ID を表しています．

*14 文字テキストデータを扱ったことが全くない人は，このようなコーディングの方法で練習をしていくとよいでしょう．もちろん慣れてきたら，皆さんが決めたコーディング単位ごとに，まとめてコーディングできるように練習しましょう．

*15 **ラベル名**
ラベル名は具体的な名前にしましょう．調査対象者の言葉を使用するとやりやすいです．ざっと一通りラベル名を逐語録の最後までつけるときには，ハイライトを入れた語句の直後にラベル名を入れるようにしています[1]．
そして逐語録原本とは別に，ラベル名を入れたファイルを保存します．
〔例〕
L 136 A　って，でも今も心配〔現在の心配な気持ち〕なんです．やっぱりこのままいけるのかなって〔このままいけるのか〕，再発〔再発〕の

まだ，まとまりますね．さらにまとめて，カテゴリー名[*16]をつけましょう．前ページの下の表の「2．再発」は「1．現在の心配な気持ち」の対象となる事柄ですので，これらをまとめて「再発への不安」と変更しました．そして定義は「患者がずっと感じている再発への不安」としました．次に，「4．情報探索」「5．乳がんと食生活との関連性」「6．ライフスタイルを変える方法への欲求」は，「7．誰も教えてくれなかった」と感じた理由を示しているので，これらをまとめて「ライフスタイルの改善方法に関する説明の欠如」としました．そして定義は「患者自身の情報収集の結果，必要だと感じた，食生活と乳がんとの関連性とライフスタイルの改善方法に関する医師からの情報提供の欠如」としました．最後に，「3．乳がんになった理由に関する説明の欠如」「ライフスタイルの改善方法に関する説明の欠如」をまとめましょう．これらをまとめることによって，カテゴリー名を「医師からの不十分な説明」と変更しました．そして定義は「医師からの情報提供において，患者が不十分だと感じた，あるいは感じている事柄とその理由」としました．

＊16　ラベル名・カテゴリー名・テーマ名との関係

ラベル名　カテゴリー名　テーマ名

具体的 → 抽象的

1	**再発への不安**	再発への不安	L 136 A L 136 A	今も心配 このままいけるのかなって
2			L 136 A	再発
3	**医師からの不十分な説明**	乳がんになった理由に関する説明の欠如	L 137-8 A	私の主治医は，なんで乳がんになったのかっていう説明をしてくれなかった
4		ライフスタイルの改善方法に関する説明の欠如	L 138 A	いろいろ調べて
5			L 138-9 A	食生活に関係があるんじゃないかと思った
6			L 139-40 A	自分のライフスタイルを変える方法を知りたい
7			L 140 A	そんなことは誰も教えてくれなかった

上の表中の太字が「カテゴリー名」です．十分に発達しているとはいえませんが，ここでは2つ抽出されました．

次に，他のグループの逐語録を見てみましょう（付録4とは別の逐語録からの抜粋です）．皆さんなら，どのようにラベル名をつけますか？　そして，前ページの下の表との関連性を見つけてください．では，皆さん自身でコーディングに挑戦してみてください．

L 178 B	入院中は，職場復帰について看護師さんと話すことができたんです．で
L 179 B	も，化学療法が始まると，とても疲れてしまって，家ではずっと横にな
L 180 B	っていることが多くなって．先生は「大丈夫だよ」っておっしゃるんです
L 181 B	けど，でも，それだけでは十分ではなかった．どこかに，私の話を，
L 182 B	このつらい気持ちを吐き出して，それを聞いててくれる人が場所が必要だっ
L 183 B	たんです．でも，病院にはそういう場所はなかったみたい．わからな

私は次のようにしてみました．番号「8～16」は前述の例からの「通し番号」です．

8	**入院中**	L 178 B	入院中は
9	**相談できる看護師の存在**	L 178 B	職場復帰について看護師さんと話すことができた
10	**化学療法開始後**	L 179 B	化学療法が始まる
11	**疲労感**	L 179 B	とても疲れてしまって
12	**家で横になる状態**	L 179 B	家ではずっと横
13	**医師からの声かけ**	L 180 B	先生は「大丈夫だよ」って
14	**医師からの声かけに対する気持ち**	L 181 B	それだけでは十分ではなかった
15	**つらい気持ちを吐露する人・場所の必要性**	L 182-3 B	このつらい気持ちを吐き出して，それを聞いててくれる人が場所が必要だったんです
16	**病院内のサービスの欠如**	L 183 B	でも，病院にはそういう場所はなかったみたい

「9．相談できる看護師の存在」は，「8．入院中」のことなので，これらをまとめて，「入院中相談できる看護師の存在」としました．そして，定義は「入院中に職場復帰について相談できた看護師の存在」としました．「10．化学療法開始後」「11．疲労感」「12．家で横になる状態」「13．医師からの声かけ」「14．医師からの声かけに対する気持ち」をまとめて，「医師からの不十分な声かけ」としました．そして，定義は「化学療法中に患者が不十分だと感じた医師からの言葉」としました．最後に，「15．つらい気持ちを吐露する人・場所の必要性」と「16．病院内のサービスの欠如」をまとめて「心理的サポートの必要性」としました．その定義は，「病院内において，患者のつらい気持ちを受け止めてくれるサービスの必要性」としました．

次に，付録 4 で紹介した逐語録からのカテゴリー名と比較して似ている点を探します．そして定義づけをよく見ながらあてはめると次ページの表になりました．必要に応じてカテゴリー名を変更しています．

8 9	**入院中相談できる看護師の存在**	入院中相談できる看護師の存在	L 178 B L 178 B	入院中は 職場復帰について看護師さんと話すことができた
1 2	**再発への不安**	再発への不安	L 136 A L 136 A L 136 A	今も心配 このまままいけるのかなって 再発
3 4 5 6 7	**医師からの不十分な情報提供と対応**	医師からの不十分な説明	L 137-8 A L 138 A L 138-9 A L 139-40 A L 140 A	私の主治医は，なんで乳がんになったのかっていう説明をしてくれなかった いろいろ調べて 食生活に関係があるんじゃないかと思った 自分のライフスタイルを変える方法を知りたい そんなことは誰も教えてくれなかった
10 11 12 13 14		医師からの不十分な声かけ	L 179 B L 179 B L 179 B L 180 B L 181 B	化学療法が始まる とても疲れてしまって 家ではずっと横 先生は「大丈夫だよ」って それだけでは十分ではなかった
15 16	**心理的サポートの必要性**	心理的サポートの必要性	L 182-3 B L 183 B	このつらい気持ちを吐き出して，それを聞いててくれる人が場所が必要だったんです でも，病院にはそういう場所はなかったみたい

付録 4 の残りの部分もやってみてください．

分析過程・分析結果の管理・保存法

皆さんがこれから行う分析過程や分析結果を保存する方法もあらかじめ決めておきましょう．繰り返しますが，逐語録の分析は「過程が命」です．自分が行った作業をしっかり記録する方法を身につけることが大事です．ここでは 3 種類の方法を紹介します．

1．カード式記録法

後述する他の 2 つに比べると，一番原始的なやり方かもしれません．市販の大きめのカードに手書きで記録するか，ワープロソフトを使用しましょう．次に Pidgeon, 他[3] の方法を示しました．

【通し番号】【ラベル名・カテゴリー名・テーマ名】
【定義】
【逐語録ファイル名・ページ数・行番号】
【逐語録からの抜粋】

MEMO

どうなったら新情報が得られなくなる？〜飽和の法則〜

皆さんは「何人の調査対象者から話を聞いたらいいの？」と疑問に思っていませんか？　ケーススタディや非常にまれな疾病を研究対象とする場合を除いて，コーディングを行って「新情報が得られなくなった」状態からプラス 4 〜 5 人くらいまでデータ収集を続けましょう．一般的に，10 人前後の対象者数ではその状態には至りません．私の経験からですが，20 人前後からデータを集めれば「新情報が得られなくなった」状態に至り，さらに 4 〜 5 人からデータを集めれば十分な数だといえるでしょう．グループ面接の場合は，さらに注意が必要です．グループ構成を考えるときに，たとえば，似たような年代・性別・手術法とグループ分けの条件を増やしていけばいくほど，必要対象者数は増えます[4)]．一概にはいえませんが「新情報が得られなくなった」状態からプラス 1 グループを目安にして調査を完了とするとよいでしょう．説得力のある結果を導くためにも，がんばってデータ収集と分析を行いましょう！

まず，ワープロソフトを立ちあげ，「新規作成」を選択して白紙の状態にします．【通し番号】は，逐語録から全部でいくつのラベル名が抽出され，それらがどのようにまとまり，最終的にいくつ残ったのかという過程を把握するのに利用します．1 から順番に番号を振っていきます．【ラベル名・カテゴリー名・テーマ名】では，皆さんがコーディング単位ごとに逐語録を読み，そこに「どのような名前をつけたか」を記録します．そして【定義】では，「どのような場合に，どのようなものをそのラベル名・カテゴリー名・テーマ名に含めるのか」を定義づけます．【逐語録ファイル名・ページ数・行番号】では，名前をつけた該当場所を記録します．テープ起こしをしたときに，逐語録のファイル名・ページ数・行番号をつけましたね．それらを記入します．【逐語録からの抜粋】では，皆さんが名づけた部分の逐語録をそのまま抜きだします．最後に，文書にファイル名をつけて保存します[*17]．

2. Excel の利用

今度は Excel を利用して，カード式記録法と同じ内容項目を記録します．カード式記録法より優れている点は，ワークシートを順次挿入していけば，1 つのファイルに分析過程・分析結果が保存できることです．また，調査対象者間やグループ間などを比較したいときにも，見やすいことです．次ページに Excel 表を示しました．

＊17 **カード式記録法のファイル**
ラベル名 1 つに 1 ファイルをつくるようにしてください．これが，テーマ名までまとまると，「コーディングブック」とよばれる記録台帳となります．

	A	B	C	D	E	F	G
1	【通し番号】	【ラベル名】	【ラベル名の定義】	【逐語録ファイル名】	【頁数】	【行番号】	【逐語録からの抜粋】
2							
3							
4							
5							
6							
7							
8							
9							
10							
11							
12							
13							
14							
15							
16							
17							

3. 質的分析ソフトの利用

逐語録の管理からコーディングの記録・分析過程の記録と保存まで，すべてまとめてできるのが，質的分析ソフトです．一般的には，ワープロソフトでつくった逐語録を質的分析ソフトに取り込みます．コーディング単位ごとに逐語録を読み，皆さんが関心を持った言葉や語句にハイライトを入れ，名前をつけます．そして，その名前と同じ名前のフォルダを作成し，ハイライトを入れた逐語録の語句をフォルダ内にコピーします．ちょうどカード式記録法のような形で自動的に保存されます．分析過程・分析結果が体系的に保存ができるので大変便利です．

［引用文献］

1) Tsuchiya M, et al. An exploration of unmet information needs among breast cancer patients in Japan ; a qualitative study. Eur J of Cancer Care 18 : 149-155, 2009
2) Strauss A, et al.: Basic of qualitative research ; techniques and procedures for developing grounded theory. (2nd ed). Sage Publications, 1998
3) Pidgeon N, et al.: Grounded theory ; practical implementation. In : JTE Richardson (ed), Handbook of qualitative research methods for psychology and the social sciences. BPS Books, 86-101, 1996
4) Morgan DL : Planning focus groups ; focus group kit 2 . Sage Publications, 55-69, 1998

［参考文献］

・Armitage P, et al.（著），椿美智子，他（訳）：医学研究のための統計方法．サイエンティスト社，2001

第Ⅶ章
結果を統計解析・質的分析してみよう！

本章では，さまざまな統計手法の概要と，間違いやすい，いわゆる統計の落とし穴から結果の解釈の仕方まで解説します．そして，代表的な質的分析手法の概要と，結果の信頼性を高める方法から結果の解釈の仕方まで解説します．

A　アンケート調査を行った場合 → 統計解析を行おう！

統計解析は何のために行うの？

学会での発表や論文には，有意差検定を含む統計解析がつきものです．しかし，なぜそれが必要なのかを本当に理解して行っている人は意外と少ないといえます．この項では，なぜ統計解析が必要なのか考えてみましょう．実際の解析にあたってはそのために書かれた本を参照してください（章末に参考文献掲載）．

1．データのまとめとしての図表や統計指標

ⓐ 内容・結果を効率よく伝える手段である

研究結果を他の人に伝えたい，できればその結果を利用してもらいたい，そのために学会で発表し論文にします．しかし，調査研究で得られたデータをそのまま見せても，膨大でもあり，よく整理されていなければ，限られた時間内やページ数で結果や導かれた結論をうまく伝えることはできません．何らかのデータのまとめが必要になります．統計解析は優れたまとめの手段の1つなのです．

まとめの表示として図表があります．図としては，区分別の頻度を示す棒グラフ[*1]，割合を示す円グラフ[*2]や横棒グラフ[*3]，各値を縦にプロットした列散布図[*4]，2つの変量をプロットした散布図[*5]，変化や累積頻度を示す折れ線グラフ[*6]などがあります．棒グラフでは棒内をさらに人数や割合で区分する積み重ね棒グラフ[*7]，2変数を同時に表示する3次元棒グラフ[*8]などもあります．1変量の列散布図では，横線で平均値を，バー付き縦線で標準偏差を示します．2変量の散布図では回帰直線（ときにその95％信頼区間）を示し相関係数を計算します．箱ひげ図[*9]では中央値や25，75パーセンタイルの四分位点を，さらに縦棒で最大値，最小値を示し，はずれ値などを図示することもあります．

表にもいろいろありますが，縦と横にそれぞれ変数の区分を示してマス内に頻度や割合，統計値などを表記するものが多いです．学会スライドや論文の表では区分の横線は引きますが，縦線は見た目がうるさくなるので引かないのがふつうです．

ⓑ 要約統計量には利点と欠点がある

データは要約統計量という数値としてもまとめます．多用されるのが平均値と標準偏差，実際はあまり利用されませんが，値や分布の偏りや集中具合を示す歪度（わいど）や尖度（せんど）（統計書参照）があります．次ページの図を見てください．

＊1　棒グラフ（Histogram）

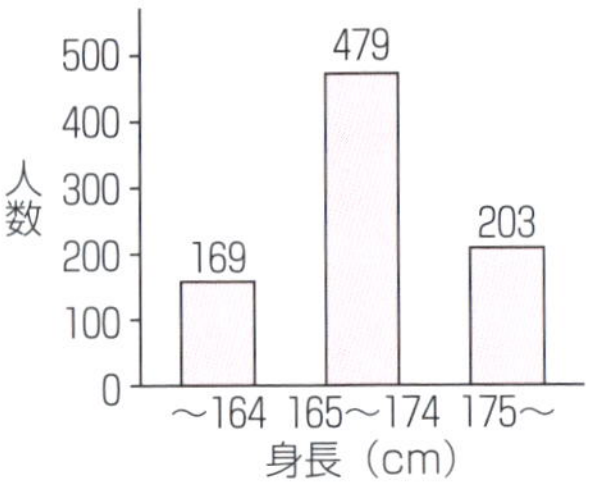

＊2　円グラフ

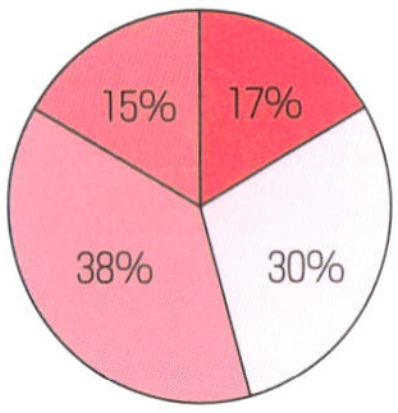

＊3　横棒グラフ

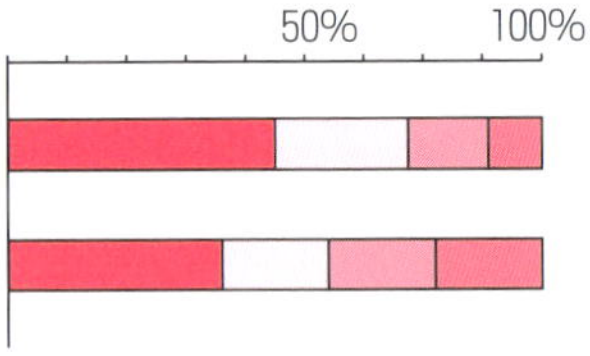

各色は円グラフと同様に割合を示す

＊4　列散布図

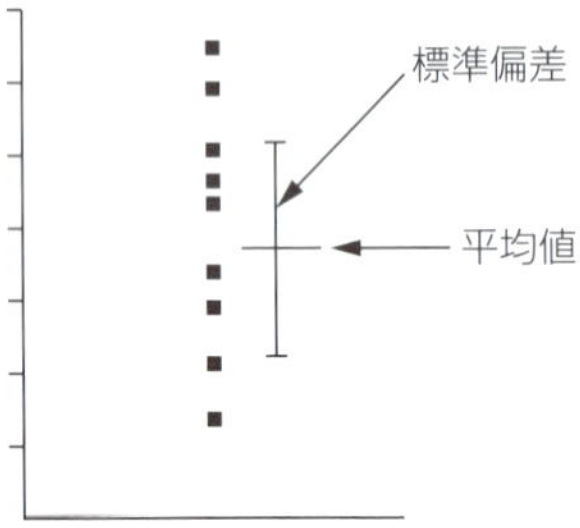

＊5　散布図

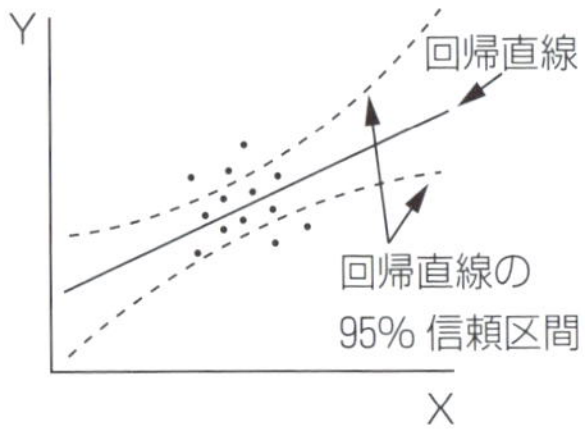

分散と標準偏差

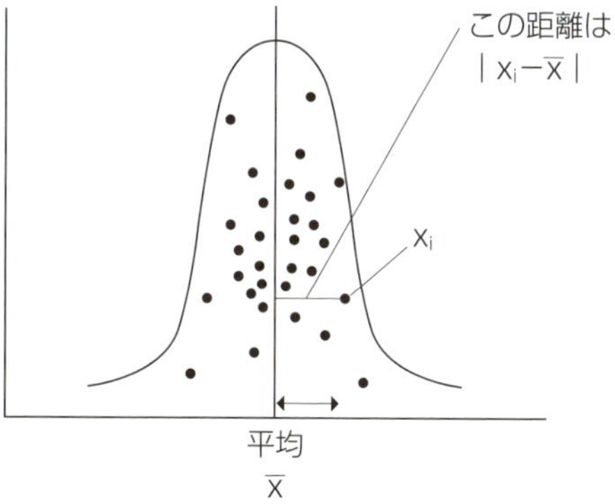

・平均値からの距離

$|x_i-\bar{x}|$

・距離の2乗

$(x_i-\bar{x})^2$

・すべての距離の合計

$\Sigma(x_i-\bar{x})^2$

・距離の平均値＝分散（σ^2）

$\frac{\Sigma(x_i-\bar{x})^2}{n}$

・標準偏差（SD）＝$\sqrt{分散}$

$\sqrt{\frac{\Sigma(x_i-\bar{x})^2}{n}}$

標準偏差（standard deviation：SD）は分散（variance：σ^2）の平方根（$\sqrt{\ }$（ルート））で，分散は値のばらつき具合を示します．平均値からの各値の隔たり（距離）を2乗した値の合計を値の数（調査対象数）で割ったいわば平均です．2乗するのは，距離を表す絶対値は扱いが不便であるため，それに距離ではマイナスもあるので，すべてプラスとするためです．分散は足し算が成り立つ，つまり複数の分布を一緒にした場合の分散は各分散の和となるという便利な性質があるので数理統計ではよく使われます．しかし，値を自乗したためにもとの単位，たとえば長さならcmの2乗となるので，値分布図には表示できず，大きさをイメージするのも困難です．そこで，さまざまな計算での扱いはやや不便になっても，分散の平方根をとって標準偏差とすれば，またもとの単位に戻るので分布図などに示すことができ，たとえば長さならどのくらいの長さがよくわかるようになります．

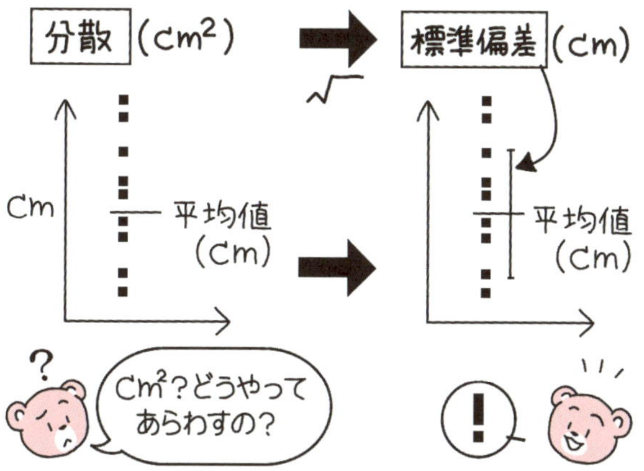

＊6　折れ線グラフ

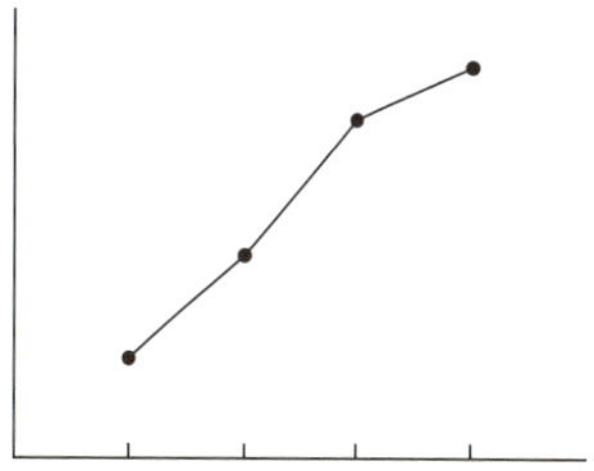

＊7　積み重ね棒グラフ

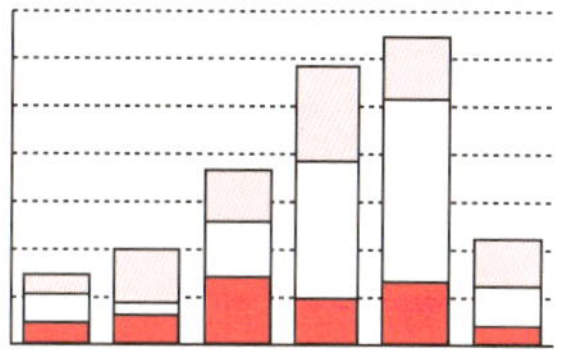

各色はそれぞれの棒内での割合を示す

＊8　3次元棒グラフ

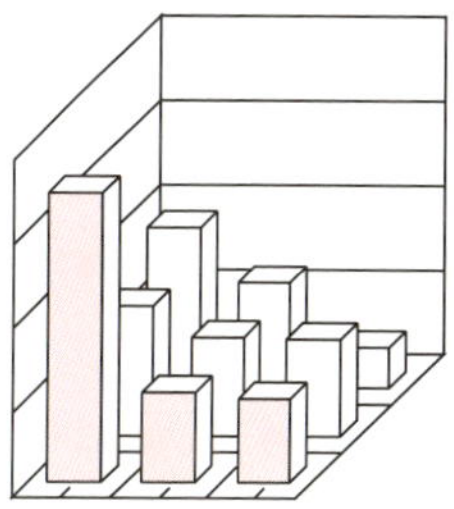

＊9　箱ひげ図

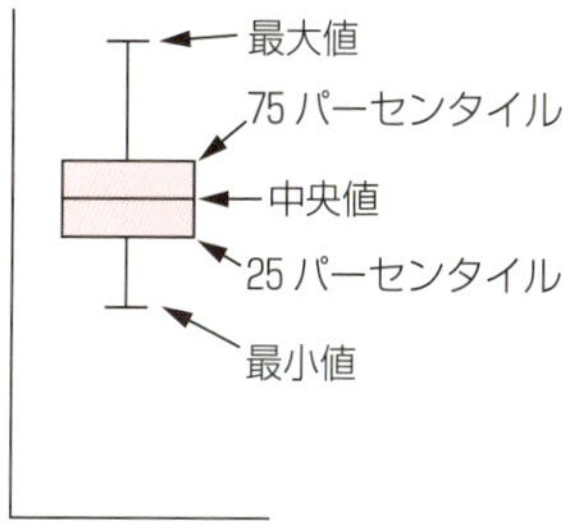

散布図などは値の大きさ順にまとめられていて，すべての値が詳細にわかってよいのですが，これが5群あったとしたら，それらの違いをうまく伝えることは困難です．そこで比較する集団が多くてもそれらの違いがうまく伝わるように，便利な手段として要約統計量が使われるのです．要約とよばれるように細部ははしょってしまうので，当然詳細は伝わりません．要約によって有用な情報量が大幅に減少するのです．この点が欠点ともいえます．この欠点への理解が不十分で詳細が伝わらずに誤解が生じると，「統計ではものがいえない」，「統計は嘘をつく」といわれたりするわけです．図表，統計量としてのまとめにはこういった欠点があることに留意し，どうしたら一番うまく伝わるかを常に考える必要があります．場合によっては生データ[*10]そのものを示したほうがよい場合もあるのです．

ⓒ 結果をだれに伝え，だれがそれを利用するのか

調査・研究結果は，その結果を利用してくれる人の多い学会や雑誌に発表します．実は，ここに有意差検定を行う必要がある理由，また有意差検定の手順や結果解釈の根本となる母集団と標本の関係が隠れているのです．調査・研究結果を知った人が医療や社会活動などの実践で，その結果を利用する際に適用するであろう集団が母集団となります．標本とは，研究者が実際にアンケートや面接調査でデータを集めた対象者集団のことです．サンプルともよびます．ここで問題となるのは，「そもそも標本は母集団と同じといえるのか」「それを自身の対象者集団に適用したら同じ結果が得られるのか」です．統計学的にいえば，「標本は母集団から無作為に抽出された小集団といえるか」ということです．そういえるかどうかを検証することが有意差検定なのです．

2. 有意差検定の真の意味と母集団と標本の関係

ⓐ「標本は母集団のミニチュアといえるか」の検証手段

ということで，標本が母集団をそっくり小さくしたものであるといえれば，適用する母集団でも標本から得られた結果と同じ結果が得られるはずです．そこで，これを検証すること，つまり，「標本がきちんと母集団から無作為に抽出されたといえるのか」，それを標本から推定すること，これが有意差検定の真の意味なのです．それでは具体的にはどういうことなのかみていきましょう．

ⓑ 有意差検定は標本の2群間に差があるかを見ているのではない！

有意差検定ではどんなことをするか，皆さんはある程度すでに見聞きしているでしょう．しかし，多くの人はおそらく誤解しています．

たとえば2群の平均値の有意差検定です．この場合によく使われるのはStudentのt検定[*11]です．例として，思春期の始まりが早いので，小学校5年生の時点では男子より女子のほうが身長が高いかを調

＊10　生データ
調査票そのものを原データとよぶとすれば，そこからコード化した個別の対象者の数値データなどを個人別に列挙した形のデータのことで，順位づけや区分，何らかの計算後の数値や図でないものをさします．生データからは別の研究者が独自の加工や整理，統計処理が可能です．

＊11　Studentのt検定
2群の平均値の差の検定で，2群の分散が等しく，両群間でペアとして集められておらず対応のない（unpaired）場合の検定を通常慣例的にt検定とよびます．皆さんがふつうに行う調査研究では多くがこれに相当します．t値は2群の平均値の差をその標準誤差で割った値で，平均値の差が大きいほど，あるいはその標準誤差が小さいほど有意差が出やすくなります．

べたとします．全国調査は困難なので，調布市の小学校で男子 100 人，女子 200 人の身長を計測しました．結果は男子の平均が 138 cm で標準偏差は 6 cm，女子では平均は 140 cm，標準偏差 7 cm でした．そこで，男子と女子の平均値に差があるか有意差検定を行います．帰無仮説[*12]は「男女に差がない」となります．有意差検定の手順と意味を次の図に示しました．参照しながら読み進めてください．

さて，誤解は，「この男女 2 群の身長の平均に差があるかを検定する」，あるいは「帰無仮説はこの男女 2 群の平均身長には差がない」という言い方です．また，検定の結果から「この男女 2 群の身長の平均には有意差があった」，あるいは「この男女 2 群の身長の平均には有意差はなかった」という言い方です．どこに誤解，誤りがあるのでしょうか．「この男女 2 群」というところです．有意差検定とは，標本の 2 群の平均値の差を比較検討することではないのです．この 2 群では男子 138 cm，女子 140 cm で女子のほうが明らかに 2 cm 高く，この 2 群では男女差があるのは火を見るより明らか，改めて検証するまでもありません．

＊12　**帰無仮説**
有意差検定での仮説は通常，比較群間に違いはないという仮説を立てます．ここでは 2 群の平均値に差がないという仮説になります．この平均値は観察された手元の 2 群のものではなく，手元データから推定した母集団の平均値のことをさします〔図「有意差検定の仕組み」および第 Ⅲ 章の【調査対象者】（30 ページ），【予定している統計解析・質的分析法】（33 ページ）参照〕．

有意差検定の仕組み

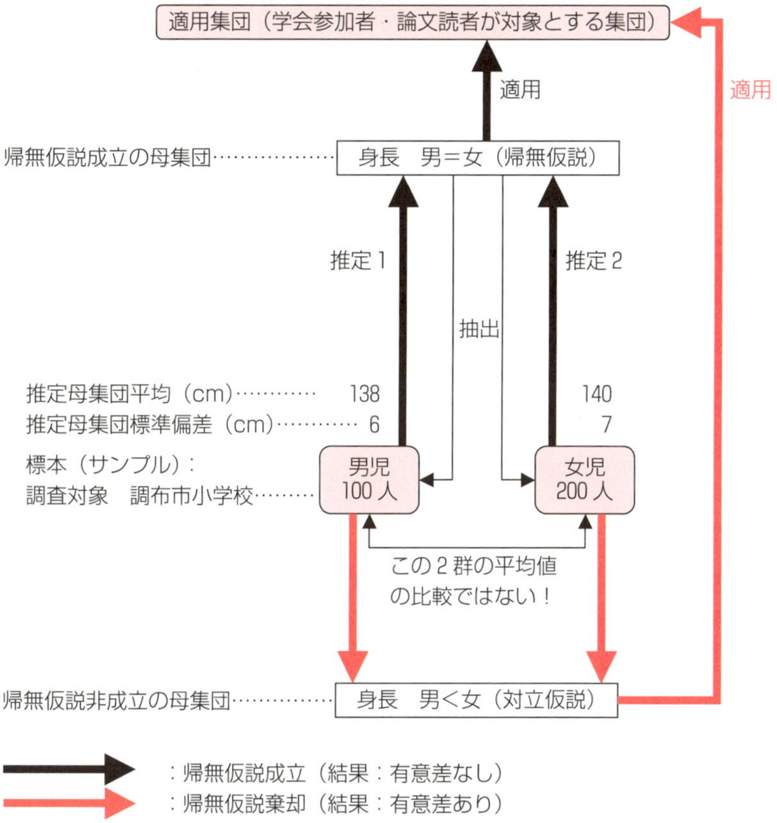

では，具体的に何がいけないのでしょうか．答えは図の有意差検定手順に見てとれます．まず，側注の式[*13]（2），（3）の平均は何の平均でしょう．式（2）の分子は標本の男子 100 人の身長の合計で分母はその人数なので，この標本の男子の平均でしょうか．式（3）は女子 200 人の身長の合計を 200 人で割ったこの標本の女子の平均でしょうか．実はそうではありません．「えー！」と思った人は式（4），（5）を見てください．身長の標準偏差が計算されていますが，分母は標本の男子の人数 $n_1 = 100$，あるいは女子の $n_2 = 200$ ではなく，それぞれ $n - 1$ の 99 と 199 です．卓上計算機の標準偏差計算にも必ず分母 n と $n - 1$ の 2 通りがあります．分母 n の標準偏差は標本の標準偏差であり，分母 $n - 1$ の値は標本ではなく標本データから推定した母集団の標準偏差なのです．$n - 1$ で割ったほうがより正確な母集団の推定値となることが数理統計で証明されます．これが理解できれば，式（2），（3）の平均値も標本のものではなく，母集団の平均値の推定値であることがわかります．よく見ると，側注の式のタイトルにも「推定母集団平均」と書いてあります．平均値の場合は標本も推定値も同じ式，つまり分母は n なので，式そのものからはわかりにくかったのです

とすれば，平均値だけではなく，さまざまなまとめの図表も本来標本そのもののものではなく，母集団での区分別頻度であり，割合であり，回帰直線であり，相関係数であると考え，そうするのが本来のあり方で，計算ではそうします．

C 有意差検定の真の意味

では有意差検定では何を検証しているのでしょう．前ページの図「有意差検定の仕組み」の平均値の例でみてみましょう．帰無仮説は「小 5 男女の身長には差がない」です．この帰無仮説は調布市の小 5 児童ではなく，発表を聞き，論文を読む人たちが接する児童ではどうなのか，ということです．調布市での結果である「女子のほうが男子より身長が高い」ということが，自分の地域でもいえるのか，さらには日本全国で，世界でいえるのか，あるいは，昔もそうだったのか，これからもそうなのか，そういう適用したい集団（図での適用集団）にもあてはまるのかを検証するのです．逆にいえば，調布市の標本はそれらの母集団のミニチュアといえるのか，具体的にいえば，この標本は図の有意差検定上の「帰無仮説成立の母集団」から無作為に抽出されたのか，それを検証することなのです．

この例での母集団では，帰無仮説のように「男女の平均身長には差がない」とします．ここから男子 100 人および女子 200 人を無作為に抽出した場合，男子の平均が 138 cm，女子が 140 cm となることがあるのか，あるとすればどれくらいの確率なのか，これを調べるのが有

＊13　**2 群の平均値の有意差検定**

式と本文および図の例での数値計算

（1）t 検定

$$t = \frac{\text{平均値の差}}{\text{平均値の差の標準誤差}} = \frac{|\bar{x}_1 - \bar{x}_2|}{SE(\bar{x}_1 - \bar{x}_2)} = \frac{2.00}{0.82} = 2.44$$

$\bar{x}_1$：群 1 の標本からの推定平均値

$\bar{x}_2$：群 2 の標本からの推定平均値

SE：標準誤差

$SE(\bar{x} - \bar{x}_2)$：平均値の差の標準誤差

（2）群 1 からの推定母集団平均

$$\bar{x}_1 = \frac{\Sigma x_{1i}}{n_1} = \frac{13{,}800}{100} = 138$$

x_{1i}：群 1 の各値

n_1：群 1 の標本数

（3）群 2 からの推定母集団平均

$$\bar{x}_2 = \frac{\Sigma x_{2i}}{n_2} = \frac{28{,}000}{200} = 140$$

x_{2i}：群 2 の各値

n_2：群 2 の標本数

（4）群 1 からの推定母集団標準偏差（SD_1）

$$SD_1 = \sqrt{\frac{\Sigma (x_{1i} - x_1)^2}{n_1 - 1}} = \sqrt{\frac{3{,}564}{100 - 1}} = 6$$

（5）群 2 からの推定母集団標準偏差（SD_2）

$$SD_2 = \sqrt{\frac{\Sigma (x_{2i} - x_2)^2}{n_2 - 1}} = \sqrt{\frac{9{,}751}{200 - 1}} = 7$$

（6）群 1 と群 2 からの推定母集団標準偏差（SD_{1+2}）

$$SD_{1+2} = \sqrt{\frac{n_1 - 1}{n_1 + n_2 - 2} SD_1 + \frac{n_2 - 1}{n_1 + n_2 - 2} SD_2} = \sqrt{\frac{100 - 1}{100 + 200 - 2} \times 6^2 + \frac{200 - 1}{100 + 200} \times 7^2} = 6.68$$

（7）平均値の差の標準誤差（$SE(\bar{x}_1 - \bar{x}_2)$）

$$SE(\bar{x}_1 - \bar{x}_2) = SD_{1+2}\sqrt{\frac{1}{n_1} + \frac{1}{n_2}} = 6.68\sqrt{\frac{1}{200} + \frac{1}{100}} = 0.82$$

（8）t の自由度

$n_1 + n_2 - 2 = 100 + 200 - 2 = 298$

t 表から $0.01 < p < 0.05$

意差検定です．

そこで，この母集団での身長のばらつきを側注の式*13（4），（5）によって標本から推定します．当然抽出数が多いほどより正確に推定されます．そこで，それぞれの標本からの母集団の標準偏差推定値を同等に扱うのではなく，対象数が多ければそれだけ正確となる度合を割合とし，母集団の1つの推定値の計算に反映させます．式（6）です．こうして男女2群のデータから母集団の標準偏差を推定します．

式（1）のt値では，分子は男女の平均の差，分母はその差の標準誤差（standard error：SE）です．その差の標準誤差は，いわば平均値の差の標準偏差です．母集団の身長のばらつきが大きければ式（1）の分母は大きくなり，t値は小さくなります．そしてt値が小さいほど，観察された平均値の差が偶然出る確率であるp値は大きくなります*14．また，分子の平均値の差が大きければt値は大きくなり，これほどの差が偶然出る確率であるp値はかなり小さくなります．標本で観察された程度の平均身長の差が出る確率は何%かを示すのがp値です．p値はあらかじめ計算してあり，t表から得られます．

通常，pが0.05より小さければ「有意差がある」といいます．帰無仮説の成立する母集団から無作為抽出して，偶然女子平均が男子より2 cm大きくなる確率は20分の1以下ということですが，そういうことはあまりないと考え，この標本は実は男女身長に差がない母集団から無作為抽出されたのではなく，女子のほうが男子より身長の高い母集団から抽出されたと結論するわけです〔なぜ0.05なのかはCOLUMN【全く根拠のない有意水準（significance level）の $p<0.05$】（108ページ）参照〕．抽出標本ではどのくらい女子のほうが男子より高くなってしまうのかは，次に述べる95%信頼区間で確率として示されます．そして有意差のある検定結果からは，結論として小5の女子の身長は男子より高いと一般化するのです．

d 推定の確かさを示す95%信頼区間

小5児童の例での男女の平均身長は母集団でのそれぞれの推定値ですが，帰無仮説の「男女に差がない」母集団では平均値は本来1つのはずです．標本の男女2群からの推定平均値に差があるのは，無作為抽出では偶然この程度の差が出ることもあるからです．では，どの程度の差はどの程度の確率で出てしまうのでしょう．それを示すのが信頼区間*15です．95%信頼区間は，いろいろな程度の差が出ても95%はこの範囲内にあるという区間です．この例では0.38～3.62 cmとなっています．調布市での調査結果の差は2 cmでしたが，「他の人が同様に調査研究すれば95%はこの範囲の差になるはずですよ」と，この95%信頼区間を発表や論文で示してあげるのです．

信頼区間は側注に示した式で求められます．男女児童身長の例であ

*14 t表

側注の式（1）で定義されるt値は，測定値などの変数（x）が正規分布する場合の平均0，標準偏差1の正規分布より幅広だがよく似た分布を示し，t分布とよばれます．この分布は，［標本数－統計指標推定に用いた標本のデータ］と定義可能な自由度に依存します．t検定では［2群の標本数合計－2］となります．自由度が大きいほど正規分布に近くなります．“Student”という匿名でGosettという統計学者がこの分布を発表して，t表となりました．自由度が大きいほど有意差となるt値は小さくなります．

*15 信頼区間(confidence interval：CI）の算出（2群の平均値の差）

信頼区間＝平均値の差±t値*×差の標準誤差

t値*：各自由度の有意水準別t値

〈例：小5児童の身長の男女差〉

・95%信頼区間：2.00±1.97×0.82：0.38～3.62
・99%信頼区間：2.00±2.59×0.82：－0.10～4.12
・90%信頼区間：2.00±1.65×0.82：0.65～3.35

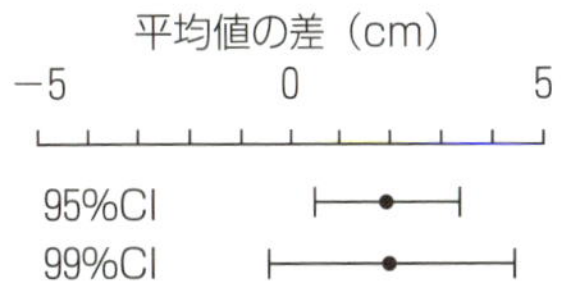

95%CIは0を含まないので $p<0.05$
99%CIは0を含むので $p>0.01$
● ：平均値の差の推定値
├┤ ：信頼区間

れば，95％信頼区間は，平均値の差が2 cm，自由度が300人－2で298，自由度298でpが0.05の場合，t表からt値は1.97，平均値の差の標準誤差は0.82でした．式にあてはめると0.38～3.62 cmとなります．この標準誤差は平均値の差のばらつきなので，この差をt分布する変数とした場合，この自由度（298），このp値（0.05）では，t値×標準誤差の範囲内に95％が入るという分布確率論から導かれた式です．

この95％信頼区間は有意差検定の$p<0.05$と深い関係にあります．95％は0.05と対応していて，$p<0.01$には99％信頼区間が対応します．平均値の差の検定では，この95％信頼区間が0を含んでいるかが重要です．0を含まなければ95％は女子の平均のほうが大きいことになります．見方を変えれば，$p<0.05$ということです．0を含む－から＋にわたれば，男子の平均が女子より大きいこともあるので，$p>0.05$となって有意差はないとなります．この例での99％信頼区間は－0.10～4.12で0を含むので$p>0.01$であることがわかります．

この信頼区間は標本サイズにも大きく影響を受けます．標本サイズが大きいほど推定値の確かさは増すので，信頼区間は狭くなります．調査数が増えればtの自由度が大きくなり，有意差の分岐点となるt値が小さくなるからです．

ⓔ 群の平均値には標準偏差（SD）ではなく，標準誤差（SE）を示す必要がある

日本のほとんどの発表論文では，群の平均値に±標準偏差（SD）を加えていますが，これは不適切，誤りともいえます．欧米では必ず±標準誤差（SE）を併記します．なぜでしょうか．

結果に示した平均値は母集団の推定値なので，どの程度母集団の真の推定値とずれているかが問題となります．それを示すのが標準誤差であって，標準偏差ではありません．示された±1標準誤差の範囲におよそ66％の確率で真の推定値があることになります．±2標準誤差内であればおよそ95％の確率です．ですから，ややおおまかにいって2群からの推定平均値の差が，それぞれ2群からの標準誤差の和より大きければ0を含まないことになり，有意差があることが容易にわかります．図で示した場合には，2群の推定平均値からのそれぞれの標準誤差の棒がお互いに届かず重ならなければ有意差があるといえます[*16]．重なれば差が0を含むので有意差がないとわかります．その意味からも，実用性からも，本来なら図・表でも標準誤差を表記すべきなのです．

ⓕ ルールはすべての統計値に共通

わかりやすい例として平均値をあげましたが，その他の統計値でも

＊16　有意差検定では標準誤差（SE；工）を表示

有意差のない場合

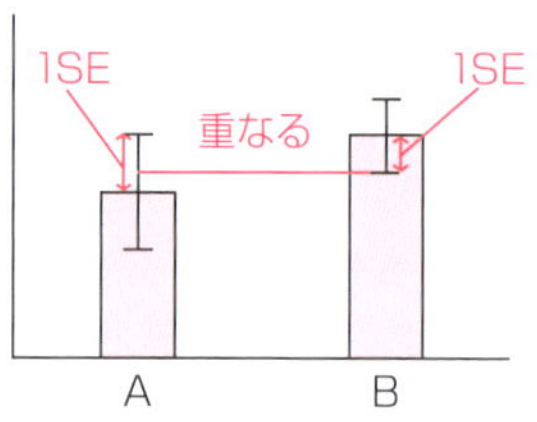

値±標準誤差（SE）	
A	35.3±1.3
B	33.6±1.2

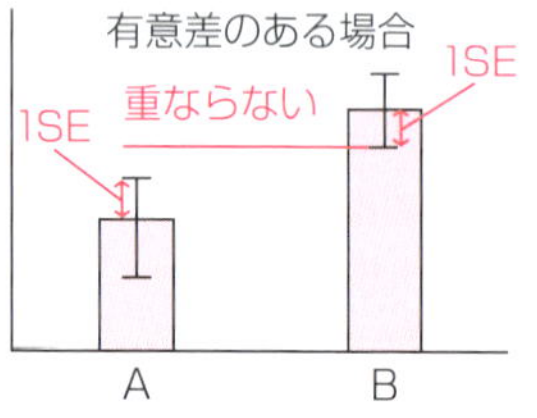

値±標準誤差（SE）	
A	35.3±0.3
B	33.6±0.2

ちなみに標準誤差（SE）は標準偏差（SD）/$\sqrt{標本サイズ}$なので，標本サイズが大きければ標準偏差よりずっと小さくなります．同じ差でも標本サイズが大きければ有意差となる理由です．

全く同様に考え，かつ表記する必要があります．

よく使われる相関係数，回帰線の傾き，切片などもそれらの値と有意差検定結果のみでなく，それぞれの95％信頼区間を表記すべきです．これらが0を含まなければ統計的に有意となり，有意な相関がある，有意な増加（上昇）・減少（下降）傾向があることなどが容易にわかります．母集団の真の相関は本当はどの範囲なのか，関連の傾きはどの範囲なのか，増加に見えるが一方が増えれば他方がむしろ減少することがあり得るのかなども容易にわかります．

比較危険率やオッズ比[*17]などでも，有意差検定のみならずそれらの95％信頼区間を示しましょう．この場合は，同じ率を意味する1を95％信頼区間が含むかどうかが，有意差があるかどうかの判断基準となります．

＊17　Ⅲ章の側注＊4参照．

統計解析の行い方～いろいろな統計解析の紹介～

1．調査の前に行う統計解析

調査前に行っておかなければならない統計解析もあります．どれくらいの対象数の調査をすればよいかです．同様の先行研究結果はとても参考になりますが，信頼区間の設定を含む有意差検定を行う必要のある，帰無仮説を設定してそれを検証する探索的調査では必須ともいえる解析です．

側注[*18]に平均値の検定の場合の計算例を示します．式にはαとβがありますが，αはいわゆる有意水準で，0.05とすることが多いです．データから計算されたp値がαより小さいか検証するのが有意差検定です．このαは"「差がない」という帰無仮説が正しいのに帰無仮説を棄却してしまう確率"のことです．通常，この確率が0.05未満であれば，もともと両群には差があったとします．

一方，式のβですが，"帰無仮説が正しくない，つまり両群には差があるのに棄却しない"という過誤を犯す確率です．αを第一種の過誤，βを第二種の過誤とよびます．$1-\beta$，つまり過誤を犯さない確率，すなわち"「帰無仮説が正しくない」と正しく棄却する確率"を検出力（power）といいます．

このβに相当する値は，p値のように得られたデータから計算されません．αは通常0.05が暗黙の合意（コンセンサス）となっていますが〔これは悪しき慣習で確たる根拠がないことはCOLUMN【全く根拠のない有意水準（significance level）の$p<0.05$】（108ページ）参照〕，検出力の$1-\beta$にはαほどのコンセンサスはありません．一般的には80％前後とすることが多いです．50％では正否半々でどっちつかず，90％ほどの高い厳密性を求めなくてもいいだろうという曖昧な了解に基づいています．

＊18　**必要対象数（N）の算出**

2群の平均値の比較の場合（数値は小5男女身長の例）

$$N=\frac{2\cdot SD^2\cdot(Z_\alpha+Z_\beta)^2}{(\text{平均値の差})^2}=\frac{2\times(6.68)^2\times7.9}{(2.00)^2}=176$$

SD：2群から推定する母集団のSDが等しいとする場合の推定SD

Z_α：有意水準α（例では0.05）でのz分布の限界値

Z_β：検出力$1-\beta$（例では80％）でのz分布の限界値

$(Z_\alpha+Z_\beta)^2$：検出力指数といい，あらかじめ計算された表を利用（例では7.9）

理論の詳細，実際の計算は統計書を参照してください．

さて，有意水準αを0.05，検出力80％としてβを0.2と決めても，まだ側注の式*18から必要対象数は計算できません．式のなかにある，「平均値の差」に入れる数値，つまり調査で予想される，あるいは調査で目標とする差を意味する数値が必要です．やっかいなのは，帰無仮説は「差がない」であって，調査してみなければわからないこの差をあらかじめ設定しなければならないことです．これまでの同様の調査結果などや期待感からの予想，あるいは納得してもらえる数値を入れざるを得ません．標準偏差もこれまでの資料からあらかじめ推測しなければならないのです．

比率などその他の検定でも，計算式は異なりますが，αとβをほぼ同じに設定してあらかじめ必要対象者数を決めておくことが求められます．成書を参照してその都度算出すべきですが，これまでの経験からは，何かを明らかにしたい現代の日本の多くの調査研究では，最低で1群50例，100例から200例が目安といえるかもしれません．

2. ノンパラメトリック法とパラメトリック法のどちらにするか

統計書を見ると，ノンパラメトリック（non-parametric）法，パラメトリック（parametric）法に分けて有意差検定の方法が書いてあります．類似の研究テーマの先行研究をまねて，なぜノンパラメトリック法にしたのか検討せずに，同じように行っている研究も目にします．

ここで簡単に説明すると，パラメトリック法とは測定値やその母集団にある特定の分布を仮定する方法であり，ノンパラメトリック法は母集団の分布を全く仮定しない手法といえます．パラメトリック法で仮定する分布としては正規分布が大半を占め，他に二項分布，Poisson（ポアソン）分布などがあります．ノンパラメトリック法では値そのものでなく，大きさ，重さなどからつけた順位，ホテルやレストランでおなじみのスコア（☆）などです．

皆さんが行う調査研究では，パラメトリック法を用いるのが無難です．まず，計画段階ではパラメトリック法が行える調査研究内容を目指すべきで，そうでない計画では研究の質が問題にされます．実際にもノンパラメトリック法で検定された調査研究は極めて少ないです．

しかし，どんな場合にノンパラメトリック法が用いられるかは述べておきましょう．まず，値の性質からして正規分布などの分布に従わないことが確実な場合です．たとえば，新生児の出生直後の元気さを示すアプガースコアです．ほとんどが7～10点で，生存者では0点や1点はまずいませんし，2～3点も滅多にありません．次に，観察された標本の値が正規分布にほど遠い場合です．しかし，この場合でも問題は標本ではなく母集団の分布であることに留意し，他の類似研究データではどうか，正規分布しない有力な理由があるか，値の対数，逆数，あるいはその他の数値変換を試みてからにしましょう．対数をとると正規分布することは多いのです．最後に，生化学検査などでときにありますが，値が0近辺に集中しているとか，とんでもないはずれ値が散見される場合です．これらの場合でも，0や法外なはずれ値などに適当な数値を与えてみるとか，それらを除外して中間の値のみを対象とするのに妥当な理由があるかを検討する必要があります．

参考までに，本来パラメトリック法にすべきデータにノンパラメトリック法を適用すると大きなp値となり，検出力も低くなることを付記しておきます．

3. ノンパラメトリック法の種類

皆さんの研究分野で利用される可能性があるのはMann-Whitney（マン ホイットニー）の順位和検定（rank sum test），正確無作為検定（exact randomization test），Kruskal-Wallis（クラスカル ウォリス）検定くらいです．まず，順位和検定は2群の値を一緒にして順位をつけ，その順位の2群での違いから，両群の平均値に差がないかを検証するものです．正確無作為検定は並び替え検定ともよばれ，2群で観察された値をばらばらにして，それらから可能な組みあわせすべてを列挙し，観察された組みあわせの2群の平均値の差より大きくなる確率を実際に計算することによって2群の平均値の差の検定を行う方法です．Kruskal-Wallis（クラスカル ウォリス）検定は3群以上の平均値の違いを検定するパラメトリック法である一元配置分散分析[*19]のノンパラメトリック法といえます．

研究企画段階で，このような検定を避ける計画とするのが賢明です．しかし，いろいろな理由からこれらを利用せざるを得ない場合には，詳しい統計書を参照してください．

4. パラメトリック法の種類

母集団が何らかの分布に従うと想定される場合の有意差検定です．2群の平均値の比較のt検定では正規分布です．割合の比較検定はz検定ともよばれます．この他，観察数に基づくオッズ比などの比率の比較ではカイ2乗（χ^2）検定がよく使われます．生存率曲線の比較検定ではログランク検定，多数の変数との関連検討では重回帰分析，発生率比較などの多変量解析ではロジスティック解析，生存曲線比較での多変量解析ではCox比例ハザード解析が使用されます．

カイ2乗検定は多方面で利用されます．2×2表，多群のm×n表[*20]のみならず，ある分布，たとえば正規分布するかどうかを検証する適合度検定（goodness of fit），頻度や割合（比率）の増加や減少傾向などを検証する傾向性検定（trend）などがあります．疫学での交絡因子を制御するMantel-Haenszel（マンテル ヘンツェル）解析や前述のログランク検定もカイ2乗解析の発展型です．ぜひ，こういう視点から統計書のカイ2乗検定を眺めてみてください．

＊19 **一元配置分散分析（one-way analysis of variance：one-way ANOVA）**
t検定は2群の場合の平均値の比較でしたが，この分析は2群以上の多群の比較検討をするときに用います．側注＊13の標準偏差の式（4），（5）の分母にあるΣで合計されて得られる平方の和(sum of squares) を各群内と群間で算出して，それらの比較検討から群間の違いを検定する方法です．

＊20 **多群のm×n表**

		N_j				
		N_1	N_2	N_3	N_4	
	M_1	m_1n_1	m_1n_2	m_1n_3	m_1n_4	m_1
M_i	M_2	m_2n_1	m_2n_2	m_2n_3	m_2n_4	m_2
	M_3	m_3n_1	m_3n_2	m_3n_3	m_3n_4	m_3
		n_1	n_2	n_3	n_4	N

M_i：要因Mで3段階　i＝1～3
N_j：要因Nで4段階　j＝1～4
N：総数
m_in_j：各枠内の人数（観察値）
m_in_jの期待値＝n_im_j/N
$\chi^2_{mn} = \sum_{i,j}$[(観察値－期待値)/期待値]

これらの方法の理論や実施法は，研究計画段階で解析法として利用を考える際，あるいはそれらを実際に利用する際に，前述の名前とどんな場合に使うかを参考にして統計書を参照してください．

5. 両側検定か片側検定か

有意差検定には両側(りょうがわ)検定と片側(かたがわ)検定*21があります．皆さんの研究で行うべき検定はほとんどが両側検定です．片側検定が正当化されるのは，たとえば2群の平均値の検定であれば，一方の群の平均値が他方より大きくなることがあり得ない，あるいは小さくなることがあり得ない場合です．しかも，データを集める前からそれがいえなくてはなりません．皆さんの行う研究ではそういう状況はまずないので，両側検定を常に行うべきです．同じデータなら片側検定のほうが有意差が出やすくなるので，そうしている発表を散見しますが，よい方法ではありません．

どうしても片側検定をしてみたい，あるいは片側検定の論文を読んだが，それでよいのか判断したいという人は，統計書を参照してください．

*21　両側検定と片側検定
〈例：小5児童の身長の男女差〉
自由度298の場合のt検定
両側検定ではt値が1.97以上で$p<0.05$となります．
女児のほうが男児より身長が低いことはあり得ないと想定しての片側検定ではtがより小さい1.65以上で$p<0.05$となります．

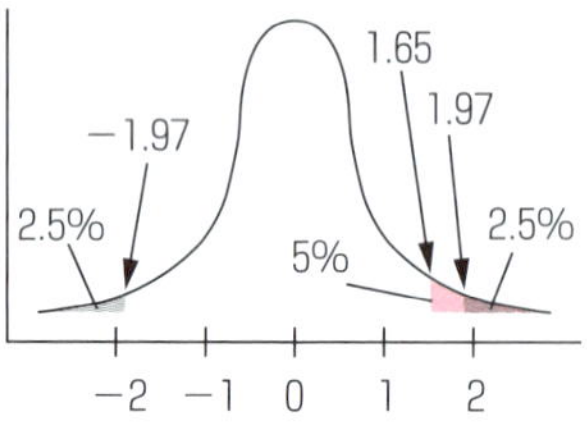

■ 両側検定：差は ± 両方向
■ 片側検定：差は＋の方向のみ（女が男より小さくなることはないので0以上）

6. 多重比較に注意せよ

多重比較とは，2つ以上の群間で比較検討することです．有用で便利でもあるのでよく行われていますが，間違っている解析がとても多くみられます．よく目にするのが3群での平均値の比較にt検定を3回行っている例*22です．A群とB群間，B群とC群間，これだけでもいけないのに，さらにA群とC群間と，t検定を3回行って有意差があることを$p<0.05$として示しています．このような有意差検定結果の図表を目にされたことはあるでしょう．

このような多重比較がなぜいけないかというと，2群間の比較用に計算されたp値は3群間以上の比較には適用できないからです．2群間比較で得たp値，たとえば$p<0.05$，は3群間以上の正しい多重比較方法による比較ではより大きな値となります．つまり，正しくは$p>0.05$となることもあり，その場合，本当は有意差がないことになります．p値は観察された平均値の差が偶然起こり得る確率です．たとえば，$p=0.05$なら100回に5回です．比較を何回も行えば，いつかは偶然その差が生じることになります．たとえば3群でt検定を3回行い，それぞれのp値が0.03近辺なら正しい多重比較では$p>0.05$となって有意差はなくなるでしょう．群がより多く，比較をより多く行えば偶然その差が出る確率であるp値はどんどん大きくなるのです．つまり，多重比較の検定を行うべきところに2群間のt検定を繰り返せば有意差が出やすくなってしまいます．

この問題を考慮した多重比較での検定法は多数あります．平均値の比較であれば，Bonferroni(ボンフェローニ)法，Tukey(テューキー)法，Scheffe(シェフェ)法，Dunnett(ダネット)法，

*22　t検定を複数回行っている例

	平均値 ± 標準誤差	
A群	35.3 ± 0.5	A–B間 *，A–C間 *
B群	33.6 ± 0.6	B–C間 *
C群	37.4 ± 0.7	

*：$p<0.05$

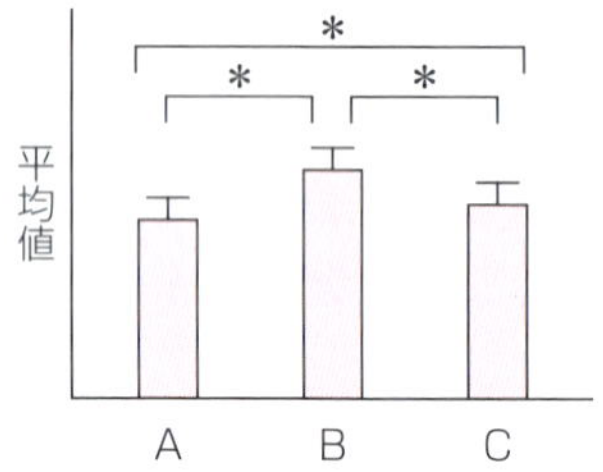

⊤：標準誤差

正しい多重比較では$p>0.05$となって有意差がでない可能性もあります．

（注）有意差検定では標準偏差（SD）ではなく標準誤差（SE）を表示すべきです．これは先に述べました．

Duncan 法，Sidak 法，Student-Newman-Keuls 法，Ryan 法などがあります．それぞれに長所，短所があり，状況と目的によってこれらを選択する必要があります．平均値以外の多重比較法を含め，具体的には参考文献にあげた統計書を参照してください．

ところで，どんな本にも載っている3群以上の平均値の有意差検定に，先に側注*19で述べた一元配置分散分析（ANOVA）があります．この検定ではたとえば3群の平均値に違いがあるかはどうかは検証できますが，帰無仮説は「3群の平均値に差がない」なので，どの群とどの群に有意差があるかは教えてくれません．それを知るには前述の方法のいずれかを行う必要があります．

結論として，できれば3群以上としない研究デザインとし，やむを得ない場合には必ず多重比較用の有意差検定法を実施すべきです．

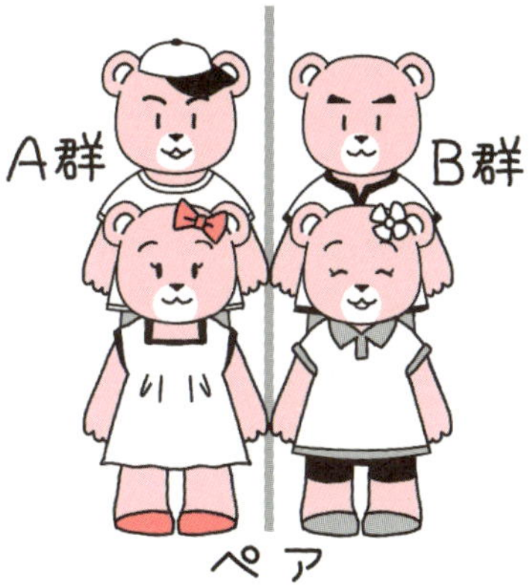

7. 対応のある検定か対応のない検定か

対応とは，2群間では一方の群の個人に対して他方の群の個人を対にするペア化があります．また，同一人物で何かの介入，たとえば治療の前後の比較を行うのもペア化です．3群以上では繰り返し測定された場合などをさします．たとえば，1人に対して朝，昼，夜の血圧を3群として扱う場合です．あるいは性や年齢などを症例に一致させて対照を選ぶマッチングでもペア化の方法を用います．

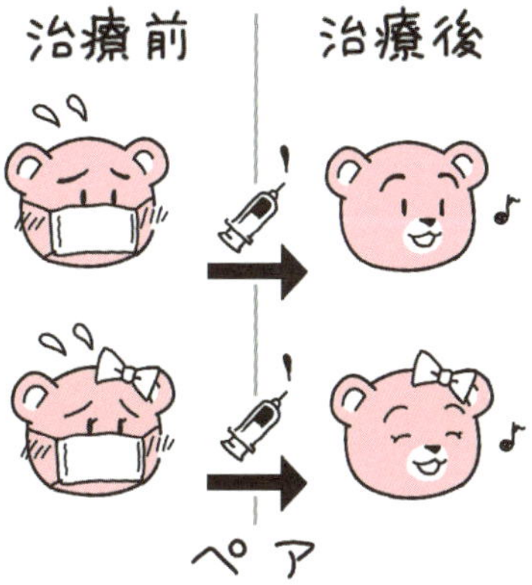

対応のある場合，たとえば2群の平均値の t 検定では，t 値の分子はペアでの差の平均値，分母はペアでの差の標準誤差です．この場合，ペア化でばらつきを生む要因がコントロールされたことによってばらつきが小さくなり差の標準誤差も小さくなります．つまり対応のない場合より t 値は大きく，p 値は小さくなり有意差が出やすくなります．

多数の変数を同時に解析してオッズ比によってある状態（たとえば死亡）に対する各要因の寄与割合を調べる多変量ロジスティック解析などでも同様です．性や年齢をマッチさせた集団での解析で誤って対応のない解析を行うと有意差が出にくくなります．

8. カイ2乗検定か，Fisher の直接法か

おなじみの2×2表でのカイ2乗（χ^2）検定では，対象数が少ない場合には Yates 補正*23をせよといわれます．その目安はいずれかのマス内の期待値が5未満になる場合です．カイ2乗値計算での分子の各4マスでの｜観察値－期待値｜から1/2を引いてカイ2乗の合計を小さくし有意差が出にくいように補正します．この補正では過剰補正となることが短所です．そこで，総対象数が少ない場合には，Fisher の直接法を行います．総数が20以下の場合は必ず，20～40の場合は期待値5未満があるときに，40以上ではカイ2乗 Yates 補正を行うことが推奨されます．

*23 Yates 補正の例

	あり	なし	
男	9	11	20
女	2	8	10
	11	19	30

$\chi^2_{Yates} = \Sigma(|観察値 - 期待値| - 1/2)^2/期待値$
$= (|9 - 11\times 20/30| - 1/2)^2/11\times 20/30 +$
$(|11 - 19\times 20/30| - 1/2)^2/19\times 20/30$
$(|2 - 11\times 10/30| - 1/2)^2/11\times 10/30 +$
$(|8 - 19\times 10/30| - 1/2)^2/19\times 10/30$
$= 0.93$

「女」で「あり」の期待値のみ $11\times 10/30 = 3.7$ で5未満．

9. 回帰と相関で注意すべきこと

2つの測定値，たとえば横軸に身長，縦軸に体重を示し，相関係数や回帰直線（重回帰に対比して単回帰ともいう）を求めることもよく行われます．ここで注意すべきは，通常 r で表される相関係数の算出では，両変数が正規分布するという前提条件があることです．ですから母集団では正規分布しないと考えられれば適用できません．両方が正規分布すると散布図は中身の詰まった楕円形になります[*24]．一方あるいは双方の変数の対数変換をすると，はじめてきれいな楕円形になることも少なくありません．

さて，相関係数の解釈です．この例でたとえば $r = 0.6$ とすると，$r^2 = 0.36$ となり，縦軸の体重のばらつきの36％は横軸の身長のばらつき（変化）で説明ができる，あるいは体重の変化の36％は身長の変化による，言い換えれば残り64％は身長以外が体重を決めていると解釈されます．2変数が互いに独立であることなど，その他にも前提条件はありますが，成書を参照してください．

一方，回帰直線では変数に前提条件はありません．もちろん前述のように一方（この場合は縦軸をあてる），あるいは双方が正規分布でもいいのですが，横軸が時間で値の変遷をみたり，あらかじめ決めた順位のある区分だったりします．縦軸の値が生命現象であれば多くの場合，その値や対数変換値は縦に正規分布し，その各区分の平均値近縁を最小2乗法で連ねた直線が回帰直線となります[*25]．

解析結果を解釈しよう！

自身の結果のみならず，他の解析結果を解釈するうえで注意すべき点を復習してみましょう．

1. 生データに優るものはない

図表，平均や標準偏差，有意差検定などはデータの要約です．ですから，細かい点は無視されたり隠されています．一番いいのは生データをじっくり詳細に観察することです．可能ならば生データを提供してもらい（掲載論文の生データ提供する専門誌もある），皆さん自身が再解析するのも一考に値します．しかし，生データから読み取ったものを他人に伝えたり，類似の別の研究結果と比較検討するのには，やはりこれらの統計値がどうしても再度必要となります．

2. データの質を検討しよう

解析対象となった標本は信じるに値するものでしょうか.「どうやって選ばれたのか」「自分が適用したい集団と似ていて，それを代表する標本といえるのか」「標本が選ばれるときに偏って選ばれ，その結果選択バイアスがかかっていないだろうか」「観察やアンケート，面接，測定は理論的にも実施上も，手順に従って問題なく正しく行われ

＊24　散布図は楕円形になる

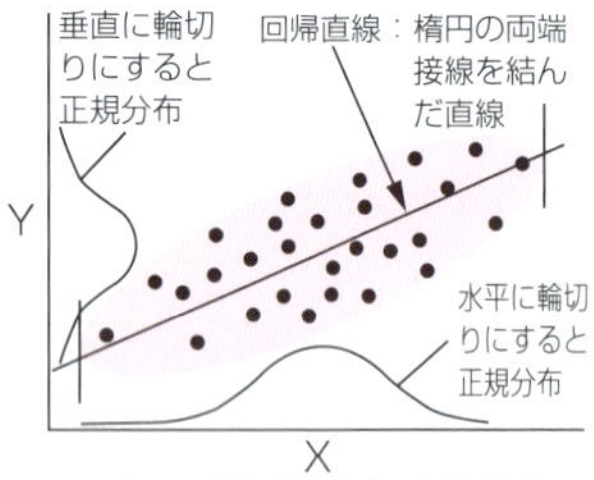

A：XとYが正規分布する場合

Bで対数logX，logYをとればAになる

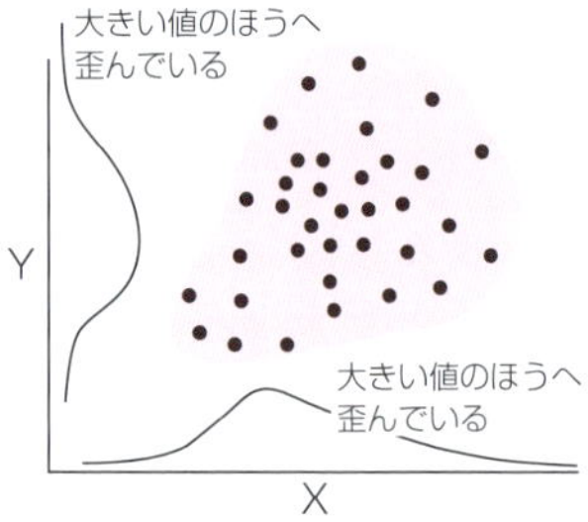

B：多くの計測値や検査値の場合の分布

＊25　横軸時間の回帰直線と最小2乗法

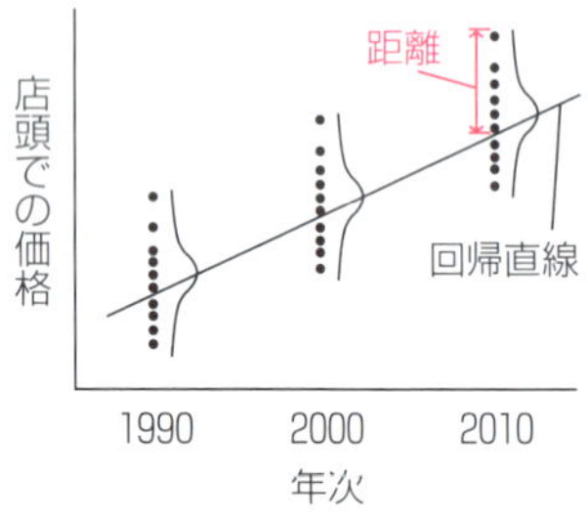

最小2乗法：各年次のすべての点と求められる回帰直線の距離の2乗の和が最小となるように直線の位置を決めます（式などは統計書参照）．
横軸は任意なので，横軸の分布は正規分布しません．縦軸の価格は各年次の平均近くに密集して正規分布に近くなります．

ただろうか」「データ収集に二重盲検法（double-blind, double-masking）*26 が採用されず，回答にバイアスがかかっていないだろうか」「入力後データのチェックは行われたか」「解析から除外されているものがあるかどうか」「あればその理由が述べられていて納得できるものだろうか」など，検討すべき点は多くあります．

ここで，対象集団のデータに誤りがある場合の，結果への影響についてつけ加えておきましょう．集団を対象とする対象数の少なくない調査研究の場合には，データに多少の誤りがあっても違った結論になる可能性は高くありません．この「多少」というのはその研究の内容にもよりますが，ものによっては5％くらいまでなら許容されるだろうという見解があります．

3. 標本のデータは適用集団のためのもの

【統計解析は何のために行うの？】で有意差検定について述べたように（94ページ），得られた標本データは，その結果を読み聞きした人たちが接する集団に適用すべきかどうかを判断するための材料としてあります．ですから，有意差の有無やp値のみならず，すべての統計値の95％あるいは最近採用されつつある90％信頼区間（$p<0.1$に対応）を示すべきですし，他の研究で提示されている信頼区間を有力な検討材料とすべきです．

4. 研究デザインや解析は導かれた結論にかなったものか

第Ⅲ章で述べた仮説検証型の研究でない記述的な調査研究（descriptive study）から，結論が先にありきのような自身に都合のよい結論を導いていないでしょうか．関連があるとか，因果関係にふれる場合には仮説検証型の調査研究が必要ですが，それにかなった研究デザインとなっているでしょうか．研究は，用いる統計解析を事前に想定してデザインされているでしょうか．検出力や必要対象数があらかじめ検討されているでしょうか．データは使用された統計手法の前提条件を満たしたものでしょうか．

5. 有意差の有無，p値の大小，オッズ比の大小，相関の強弱は有用性や重要性を保証しない

「有意差があっても本当は差がない」「有意差がなくても本当は差がある」ということはあり得ることです．また，p値が$p<0.001$でとても小さいので差が大きいとか，相関が強いとか，比率に大きな違いがあると意味をとり違えている発表もあります．p値はあくまで帰無仮説が成立する確率であって，p値の大小は差や相関，比率の違いの大きさを示してはいません．たとえば，標本サイズが膨大であれば，ほんの少しの差であってもとても小さなp値となります．

また，差が大きい，相関が強い，大きな違いがあることと，それがどの程度有用であるか，あるいは重要であるかは別の視点から判断す

*26 **面接調査における二重盲験法**
たとえば患者と健常者の医療への要望の違いを調査する場合，面接調査員は調査の相手がどちらであるかを知らされず，調査される側も調査のポイントを知らされません．聞き取りでのバイアス，回答でのバイアスを避けるためですが，実際には困難な場合も多くあります．

べきことで，有意差検定結果からいえることではありません．

6. 統計解析では多くの場合因果関係を保証しない

統計解析では関連性を示し，因果関係を示してはいません．たとえば，飲酒有無と肺ガン発生には関連がみられる場合が多いです．ここから，ただちにアルコール摂取が肺ガンの原因となると結論するのはいけません．飲酒者は非飲酒者に比べて喫煙する人の割合も高く，飲酒ではなく実は喫煙が肺ガンの原因と考えられるからです[*27]．

もう少しやっかいな例もあります．強い酒を飲む人の口腔ガンの発生率は高い．また，パイプを吸う人の口腔ガン発生率も高い．そして両者とも口腔ガンの原因となり得ます．今，強い酒と口腔ガンの関係をみるとします．この解析では，強い酒と同様に口腔ガンの原因となるパイプ使用を考慮する必要があるのです[*27]．この場合，パイプ使用は交絡因子とよばれます．疫学用語では交絡因子の影響をコントロールするといいますが，大きく3つの方法があります．まず1つ目は，パイプを吸う層と吸わない層に分けて，それぞれ層別に肺ガンと強い酒との関連をみる層化（stratification）です．2つ目はマッチングですが，肺ガン患者でパイプを吸う症例には健常者でパイプを吸う人を対照にし，吸わない患者には吸わない対照を組みあわせます．3つ目は，前述の多変量ロジスティック解析などの多変量解析で，強い酒とパイプの肺ガン発生への寄与度をオッズ比などでそれぞれ別々に算出する方法です．

しかし，これらは関連性の強さの制御であって，因果関係を保証するものではありません．動物実験など別のアプローチによる因果関係究明が王道です．統計解析の組みあわせから因果関係を推察する方法もありますが，これらは疫学の成書を参照してください．

7. 出版バイアスはないか

自身の調査研究でも有意差があった要因に絞って投稿しようとするし，また，そういう論文のほうが掲載採用されやすいです．逆に，有意差のない結果は葬り去られることが多いでしょう．そのため，専門誌に掲載されている結果というのはそのテーマで有意差のあった論文のほうがはるかに多いといえます．これを出版バイアスといいます．したがって，掲載論文からのみ判断するのには危険が伴います．

8. メタアナリシスの材料に資するために

有意差がないからといって投稿を諦める必要はありません．標本サイズが小さいために統計的に有意とならなかった可能性もあり，そういう点を考慮して多数の発表された研究結果を再解析するメタアナリシスがあります．この解析に入るには有意差があったかどうかでなく研究の質で判断されるので，やむを得ず小さな標本サイズとなる場合でも，しっかりした研究を行っておいてメタアナリシスに取り入れら

＊27　交絡因子

・因果関係のない因子の場合

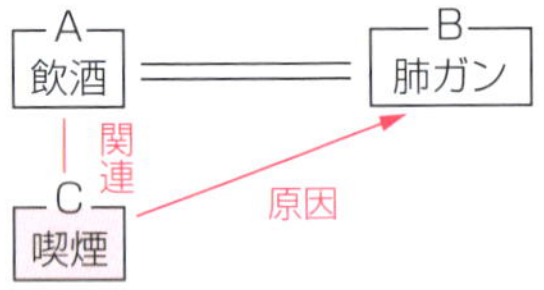

＝で示すAとBの関連をみる解析で，―で示したAとCの関連のために＝のAとBも関連ありとなってしまいます．

・因果関係のある因子の場合

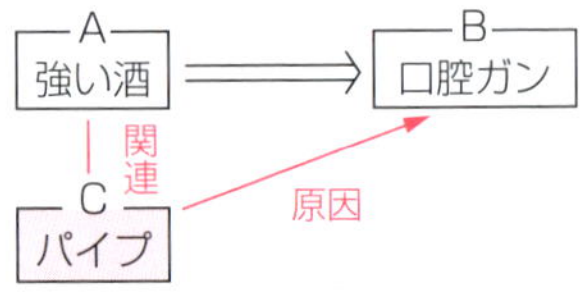

⇒で示すように，AがBの原因となっているか，関連をみる解析で，→で示すようにCがBの原因で，なおかつ―で示すCとAの関連のため，⇒の関連解析の結果がゆがめられて（交絡）しまいます．

れるようにしましょう.

9. 統計解析は補強手段と心得よう

ほとんどの新事実は，統計解析からではなく注意深い個別の観察から発見されています．日本で明らかになったスモン病と整腸剤キノホルムの関係でも，最初の疫学研究では全く明らかになりませんでした．ある臨床医がスモン病患者の舌が緑っぽいことに気づき，これがキノホルムの代謝物であることから再度キノホルムに絞った疫学研究が行われてわかったのです．個別の観察を大切にし，そこから調査研究に進めることが大切です．仮説もアイデアもなく，調査研究すれば何かがわかるかもという考えのなかからは新たな発見は生まれません．

10. ひとりでやらずにそれぞれの専門家に事前に相談しよう

調査研究を行う場合には，身近のそれぞれの専門家に計画の初期の段階から相談することが大切です．統計解析でも，データを集めてから解析法がよくわからないからと相談する人がとても多いです．しかし，正しく集められていないデータは解析してもあまり意味がありません．企画段階からどのような統計解析を行うか計画し，その解析法にあわせた調査を行うことが必要です．データを集めた後に適した解析法を探すのではないのです．まずは専門家に相談することから始めることが肝要です．

統計ソフトを活用しよう！

1. 統計ソフト活用の利点

筆算や電卓はとうの昔，今はパソコンで解析しますが，可能なら筆算を行い，計算法を理解しておきたいところです．学会発表や論文では使用した統計ソフトを明記します．自作やあまり知られていない統計ソフトでは，プログラムに誤りがあるかもしれないと勘ぐられるので，よく知られていて多くの人に実際に利用されている統計ソフトを使用するのが無難です．

広く利用されている統計ソフトでは，解析だけでなく，データ入力から統計解析，図表作成まで一貫して行えます．また，使用説明書にはどの方法を使うべきかだけでなく，統計手法の解説から具体的な使用法，さらに結果の解釈まで例題をあげて説明しています．解説本，マニュアル本も多く出ており，講習会や研究会なども開かれていて大変便利です．

2. どのようなソフトがあり，どれを使うのがよいか

統計ソフトはたくさんあります．ある種の解析に特化したものはそれなりに有用ですが，やはり一般向けの繁用されているものを利用したいところです．日本で頻繁に利用されるものは，世界三大統計ソフトのSAS，SPSS，BMDPでしょうか．お勧めはSPSSです[＊28]．

＊28 SPSS製品URL
[http://www.spss.co.jp/]
SPSSには一般用と教育用[http://www.spss.co.jp/academic/］の価格があり，後者は資格条件がありますが約半額です．一般用を購入するにしても1人でなく複数の共同研究者で共用するのがよいでしょう．この場合，大規模な研究でなければ，最初のデータ入力にはExcelなどを利用し，その後の解析ではExcelデータをSPSSで自動取り込みします．こうすれば，SPSSのある施設で，あるいはそのパソコンを借りて解析のときだけ利用することができます．
集計，図表，解析はエントリーモデルのStatistics Baseだけで十分間に合うでしょう．複数の要因があり，それぞれがどの程度解析目的要因と関連しているかをみる，疫学研究で多用される多重ロジスティック解析が必要であればRegressionが必要になります．この場合もそういう解析をしている人にその解析だけ依頼することも一考に値します．企画段階から，あるいはその他の解析でも多大な助言や手間を受けていなければ，共同発表者でなく謝辞の項で加えればよいでしょう．その他の解析手法が入ったモデルが必要になることは，皆さんが行う本書の対象とする量的研究ではまずないと思われます．

SAS は解析法も充実しとてもよくできていますが，原則年間リース契約です．販売版として SAS が簡略化された JMP がありますが，SAS 同様，初学者にはとっつきにくいという欠点があります．うまくいかないときに身近に相談できる人がいないと行き詰まるでしょう．BMDP は統計解析に重きをおいていて初学者は使いにくいでしょう．この点，SPSS はもともと政治学での世論調査解析用に開発されたので，面接やアンケート調査のデータ整理や解析には便利にできていて，初学者でも一番使用しやすく，皆さんに適しているといえます．

COLUMN

全く根拠のない有意水準（significance level）の $p<0.05$

だれもが $p<0.05$ なら有意とすることを知っていますが，これが全く主観的で根拠なく，20 世紀初頭，英国の農事試験場の研究員であった Fisher が勝手に決めた数値であることを知らずに皆従順に従っています．彼は，どの種や肥料などが収穫量を増やすかを研究するなかで，$p<0.05$ つまり 20 回に 1 回以下の過ちなら帰無仮説を棄却してもよい，差がないのに差があるとしてしまってもよいとしたのです〔αエラー：第一種の過誤（99 ページ参照）〕．育種学では，収穫にばらつきを与える水，日光，温度，土壌などを厳密にコントロールできるので，これらによる収穫量のばらつき（分散）をなくして有意差検定で分母となる標準誤差を極めて小さくできます．加えて，十分大きな標本サイズが確保できます．ですから，農事実験では有意差が出やすくなり，有意水準を厳しくしても容易に目指す結論が得られます．

その後，なぜか人を対象とする研究でもこの $p<0.05$ を無批判，非合理的に取り入れてしまいました．たとえば，体重増加には遺伝，食事，運動などなど多くの生活要因が関係しますが，これらの要因は植物育種学と違って人相手なので厳密にコントロールできません．そのため，体重増加にさまざまなばらつき（分散）が加算され，有意差検定での分母の標準誤差がとても大きくなって，そこそこ効果のあるやせ薬 A に効果があるとしたい研究で有意差を出すのが容易でなくなります．

差がないのに差があるとしてしまってはとても困る状況，さほど問題を生じない状況など，保健分野ではテーマ，問題によってαエラーの意義やその結果の適用に大きな違いが出てきます．したがって，αエラーの確率を示す p 値を常に $p<0.05$ とするのには疑問が残ります．本当は状況に応じて有意水準をその都度吟味し変えるのがよいのです．しかし，皆が勝手にその都度自分に都合のよい有意水準を決めるわけにもいきません．そこで，最近では妥協策として $p<0.10$ とする論文も医療系専門誌に多数登場しています．この意味では生物科学がこの点に十分な対処をするまでは，$p<0.05$ より 95 %信頼区間，あわせて 90 %や 99 %信頼区間を示すのが有用で良心的といえます．

B 面接調査を行った場合 → 質的分析を行おう！

ここでは，5 種類の質的分析法の概要*29，結果の解釈の仕方について述べます．詳細を述べると，1 つの分析につきもう 1 冊ずつ本が必要となってしまうので，本章では概要にとどめます．詳細は章末の参考文献を参照してください．記述的な結果のまとめから，もう一歩踏み込んだ結果のまとめができるように，質的分析の質を高める方法について理解しましょう．

*29 **分析方法**
本章では，5 種類の質的分析方法を紹介しますが，これがすべてではありません．日本が誇る「KJ 法」などは参考文献を参照してください．論文を読んだり，学会発表を聞いたりするときに，よく出てくる分析法や名前は知っておいたほうがいいかな，というものを選びました．注意してほしいのは，同一の分析名がついていても研究者によってバリエーションがあることです．本文中に，ここで紹介する分析方法を考案した著者を明記しましたので，分析の詳細については引用文献を参照してください．

質的分析は何のために行うの？

逐語録のなかに含まれている情報は，膨大なものです．質的分析では，調査対象者の具体的な言葉から抽象的な概念を見つけだす作業を行い，その膨大なデータを小さくまとめていきます．こうすることによって，結果が第三者にもわかりやすくなります．ちなみに，理論や仮説を用いて逐語録を分析する方法（演繹的質的分析）もありますが，本書では，仮説や理論といった枠組みを前提としない逐語録の分析（帰納的質的分析）のみを扱います．

質的分析の行い方

質的分析方法の発展は，西洋哲学の発展と密接な関係があります．余談ではありますが，哲学的背景を知っていると，分析方法の特徴を理解したり，皆さんはどの立場なのか（どの哲学的思想に共感することができるのか）を考えるきっかけになったりします．次の図を見てください．質的分析法と西洋哲学との関係を示しました．

[質的分析方法と西洋哲学との関係]

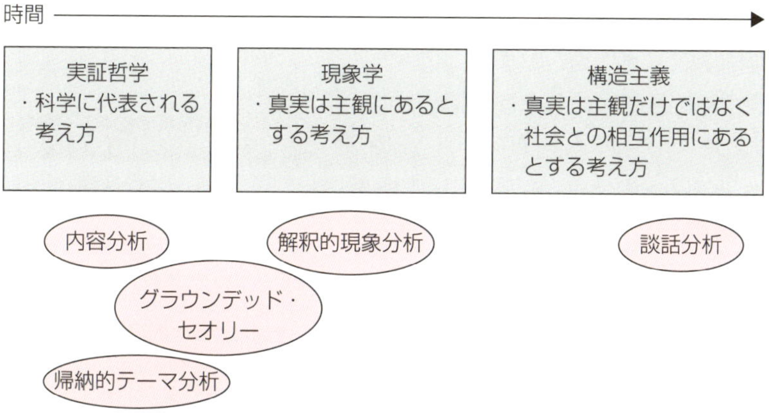

どの分析方法がよいのかわからなくなったときには，皆さんの研究

目的を思いだしてください．そして，皆さん自身がどの立場で「事象」をみたいと思っているのかを前ページの図を見ながら考えてみてください．目的，皆さんが共感する思想，各質的分析の特徴を総合的に考えると，よりふさわしい質的分析の方法がみえてきませんか？

1. 内容分析

内容分析*30 は，文字テキストデータを扱いますが，調査対象者を選ぶ（＝サンプリング）方法，分析方法，信頼性などの指標は，量的研究のそれと全く一緒です．質的分析は「抽象的な概念を見つけだす方法」といいましたが，内容分析はそこまで行いません．

次の図を見てください．Berelson[1] の内容分析の作業過程をまとめました．

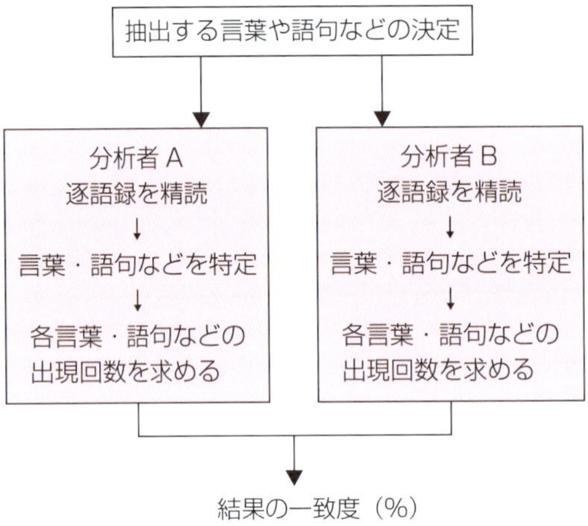

研究目的に沿って抽出したい言葉・語句・文章などをあらかじめ決め，定義づけを行います．そして，逐語録を精読した後，それらの言葉や語句を逐語録のなかから探します．たとえば，研究目的が「患者が痛みを訴えるときに使う表現を明らかにする」だとします．皆さんは，「痛み」を表現している言葉や語句を逐語録のなかから探しだす作業を行います．そして，それぞれの語句が何回逐語録のなかに出てきたかを記録します．この作業は，必ず2名の分析者が個別に行い，両者の結果の一致度を統計解析*31 を用いて求めます．この一致度が高い*32 とその結果は信頼性が高いということになります．

2. 帰納的テーマ分析

帰納的テーマ分析は，「抽象的な概念を見つけだす方法」ではありますが，サンプリングの方法も大切な要素の1つとして分析過程に含まれています．第Ⅱ章で述べた量的研究と質的研究の両者を使用する場合の参考となるので，Boyatzis[3] の帰納的テーマ分析を紹介しま

＊30　内容分析
ここで紹介した内容分析は，「現象学」「構造主義」の立場の研究者からは，「量的」であり質的分析ではないという批判もあります．文字テキストデータを扱いながらも，量的研究寄りの方法をとる内容分析は，他の方法と対比するうえで，また質的分析の発展を知るうえでも「よい材料」となります．皆さんのなかに「実証哲学」的立場で，文字テキストデータを扱ってみたいと思っている人もいるかもしれないと考え，本章であえて内容分析を紹介しました．先ほど，同じ分析であっても研究者によりバリエーションがあるといいました．「内容分析」にも主観性や関連性に重きを置くような方法が提案されています．興味のある人は，章末の参考文献を参照してください．

＊31　内容分析の結果の一致度
2名の分析者による結果の一致度（inter-rater reliability）は，カッパ係数を用いて算出します．詳細は参考文献を参照してください．

＊32　カッパ係数値の判断目安
絶対的な値ではありませんが，カッパ係数値は0.75以上が「非常によい」とされています[2] が，内容分析においては0.90以上を目指しましょう．

す．次の図を見てください．帰納的テーマ分析のサンプリングと分析過程をまとめました．

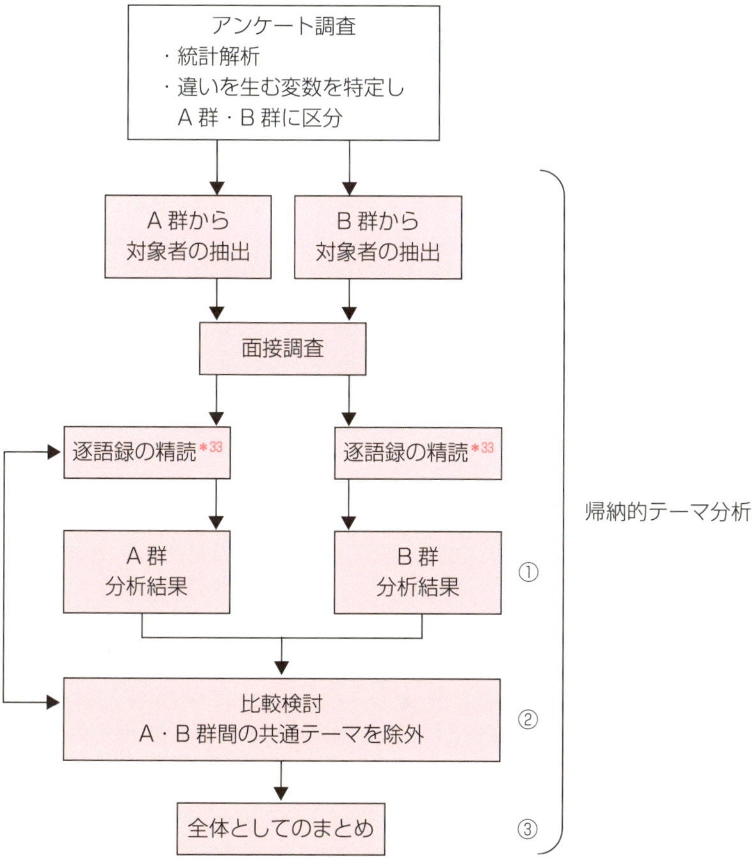

まず，アンケート調査から得られたデータを統計解析し，従属変数に影響を与える要因を特定します．そして，その要因により対象者を二分します．たとえば，研究目的が「脳卒中患者の自宅でのリハビリ実施の予測因子の特定」の場合，自宅でのリハビリ実施に影響を与える要因は「自分でリハビリができるという感覚（＝自己効力感）」だったとします．アンケート調査の対象者を自己効力感が非常に高い人（A群）と非常に低い人（B群）とに二分します．次に，両群から同人数選びだして，それぞれ面接調査を行います．

逐語録の分析部分は，3段階に分けて行います．まず①では，面接調査から得られた逐語録は，群ごとに階層的コーディング＊34を行い，テーマ名まで抽出します．この段階では，そのテーマがどれだけ逐語録の内容を反映しているかの精査はしなくても大丈夫です．次に②では，そのテーマ名をA群とB群で比較して群間の違いに注目します．そして，ここでもう一度逐語録に戻りましょう．内容とテーマ

＊33　**逐語録の精読**
図中の「逐語録の精読」は，一通りすべての逐語録を読み終えた後に，①1名分ずつ精読する方法と②すべての調査対象者分を精読する方法があります．①では，1名分の逐語録をコーディングし，そこで抽出されたラベル名を利用しながら，次の逐語録のコーディングを行っていきます．新たにラベル名が抽出された場合には，前の逐語録に戻り，見落としがないかの確認を行います．これを繰り返しながら，残りの逐語録の分析を行っていきます．調査対象者数が10名くらいまでであれば，この方法で十分対応できます．対象者がそれ以上の場合には，②の逐語録を全部精読し，コーディングを一斉に行い，類似性を確認しながらまとめていく方法が適していると思います．この方法はどの分析の種類にもあてはまります．

＊34　**覚えていますか？**
階層的コーディングについては，皆さんと一緒に第Ⅵ章でトライしました！　忘れてしまった人は，もう一度復習してください．

は合致しているか，適当な語句でテーマ名をつけているかを精査します．群に違いが見られなかったテーマ名は，ここで分析対象から除外します．最後に③では，調査対象者全体の逐語録を眺め，②で特定した違いがわかるかを確認します．

3. グラウンデッド・セオリー

グラウンデッド・セオリーでは，調査対象者のサンプリング・面接の実施・分析が繰り返し行われます．社会学者の Strauss，他[4] が，社会現象のなかから「理論（仮説）」を構築するために考案した方法です．次の図を見てください．Strauss，他のグラウンデッド・セオリーの分析過程をまとめました．

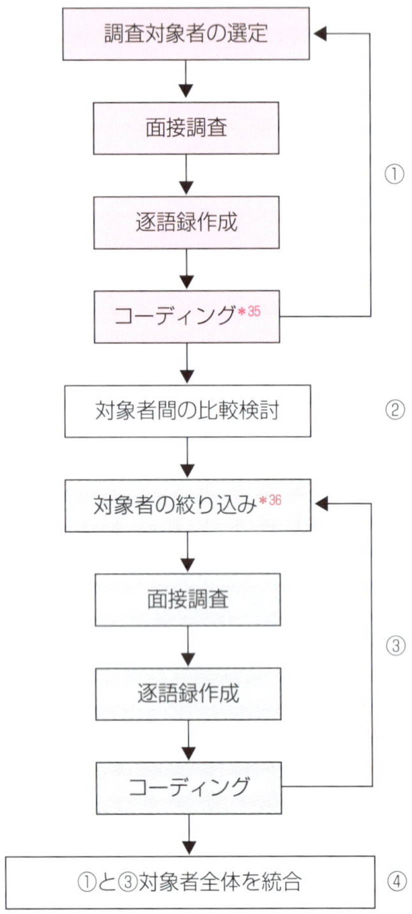

グラウンデッド・セオリーの過程を便宜的に 4 段階に分けてみていきます．まず，①では，研究目的に照らして調査対象者を選びます．この段階では，たとえば「手術を体験した乳がん患者」というように，あまり多くの条件はつけません．対象者の背景情報（年齢・性別・学歴・既婚歴など）が多岐にわたるように調査対象者を選んでい

＊35 コーディングは 3 段階
Strauss，他[4] が提案していているコーディングは 3 段階です．図中の①では，逐語録を精読後，研究目的に沿って皆さんが気になる部分にラベル名をつけます．その際には，逐語録のなかの言葉をそのまま使用するとよいとされています．そして，ラベル名とその内容の類似性を確認しながら，もう少し抽象的な「概念」を表すカテゴリー名をつけていきます．これらの過程を，オープンコーディングとよびます．次に，カテゴリー間の関係性を吟味します．あるカテゴリーは別のカテゴリーを説明していませんか？ 説明しているカテゴリーをサブカテゴリーとよびます．そのように考えながら，関係性を見いだしていきます．これらの過程を，アクシアルコーディングとよびます．そして，グループ化したカテゴリーのなかから，核となるカテゴリーを探しだします．探し方として，「他のカテゴリーがその核となるカテゴリーを説明している」「頻繁に逐語録のなかに出てくるカテゴリーである」「いろいろな側面が十分に含まれている」などを考えながら特定しましょう．これらの過程をセレクティブコーディングとよびます．

＊36 調査対象者の絞り込み
核となるカテゴリーは，その事象の肯定的な面と否定的な面などが含まれていることが望ましいとされています．いろいろな側面が足りない場合には，対象者を絞り込んでさらにデータ収集を行いましょう．これをネガティブケース・アナリシスとよびます．

きます．そして，面接を行いながら，逐語録の作成やコーディングを随時行います．これを繰り返し，データを蓄積します．

次に②では，①の逐語録から抽出されたラベル名やその内容を比較していきます．類似しているものはグループにまとめます．そしてカテゴリー名をつけます．そして，ここで重要なことは「違い」を見つけだすことです．「この患者はこう言っているけれども，別の患者は言っていない」というように「違い」を見つけてください．そして，その違いに調査対象者の背景情報や治療方法などが関連しているかを吟味し，その違いは何に由来するのかを特定します．

そして③では，②で特定した「違い」を生じさせる背景情報，たとえば手術法など，を持つ患者に焦点を当てていきます．該当する対象者を新たに選びだし，面接を行い，さらにデータを蓄積していきます．逐語録の作成やコーディングは①と同様に行っていきます．

最後に④では，①と③で抽出されたカテゴリー名と逐語録の内容を吟味します．そして，類似性や相違性を考えながら統合し，それらを大きく包みこむようなテーマ名をつけます．1つのテーマ名のなかに，「そう思う」「そう思わない」といった肯定・否定の両方の内容が入っていることが大切です．

4. 解釈的現象分析

解釈的現象分析は，その名からわかるように，皆さんの「解釈」，あるいは「主観」が分析のなかに入ってきます．私たちには，調査対象者の体験を実際に体験することはできませんが，患者の内面で起きていることを，あたかも，皆さん自身が体験しているかのように感じとることはできますよね．解釈的現象分析が「主観的」といわれるのは，調査対象者の体験と皆さんの体験・考えを結びつけるように分析するためです．しかし，あくまでも分析結果は逐語録の内容と合致していなくてはなりません．逐語録にない内容にもかかわらず，皆さんが「こうだといいな」という期待を反映させて分析をしてはいけません．調査対象者にとって「意味のある」テーマを抽出するように心がけて分析を行いましょう．次ページの図を見てください．解釈的現象分析の分析過程をまとめました．ここでは，Smith，他[5)]が考案した解釈的現象分析の方法を紹介します．

逐語録を精読します．その際には，患者の体験を皆さん自身が見ているかのように，あるいは，体感しているかのように感じとれるまで，逐語録を読み込んでいきます．そして，その逐語録から受けた第一印象を「メモ」として書きとめておきます[*37]．次に，コーディング単位内に見受けられる「キーワード[*38]」を探しだします．この段階では，研究目的に関連性がないと思われることに対してもキーワードを探します．このときには，逐語録にある対象者の言葉よりも抽象

＊37 「メモ」
Smith，他は，逐語録の左端に，コーディング単位ごとに逐語録の内容に対する皆さんの印象や関心事を書きとめる方法を提案しています．

＊38 「キーワード」
Smith，他は，逐語録の右端に，コーディング単位ごとにキーワード（概念）を書きとめる方法を提案しています．

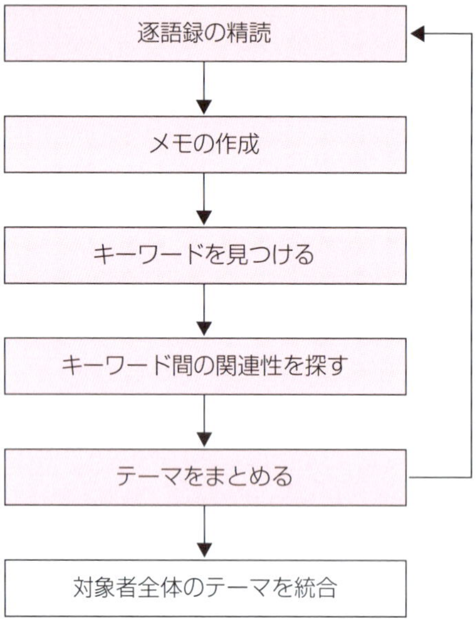

的な「概念」を表す言葉を使用します*39．ここでのキーワードは暫定的なものなので，後に変更することは可能です．また，この段階ではどれが必要なキーワードかという判断も行いません．

そして，抽出された全キーワード同士の関連性を検討します．キーワード間に類似しているものがあればグループにしてまとめます．また，説明関係にあるようなキーワードがあれば，その関係がわかるように整理します．するとたくさんのキーワードのなかに，ある程度の構造が見えてきませんか？　そして，キーワードに付随する逐語録の内容を丁寧に読み返し，皆さんがグループ化したキーワードがきちんと調査対象者の発言内容をとらえているか確認しましょう．

次に，前段階で構造化したキーワードから，さらに抽象的な概念を表す「テーマ」を抽出しまとめます．その際，研究の目的に照らしあわせて関連性が薄いと思われるもの，説明力の弱いキーワードなど*40はこの段階で削除します．繰り返しますが，この取捨選択に，皆さんの「期待」や「思い込み」を反映させないように注意を払います．皆さんの研究目的の事象をより強く説明してくれるテーマがあれば，それを積極的に採用しましょう*41．テーマ名は抽象的なものがよいのですが，必ず逐語録にある発言内容と一致しているか，また，内容を包括するようなテーマ名かを確認します．

5. 談話分析

談話分析は，調査対象者が話す「言葉」そのものに注目して分析を行います*42．前述の4種類の分析方法は「調査対象者の話から，どのような感情・態度・行動などについて私たちは知ることができるか」が主となりますが，談話分析では「調査対象者の言葉は，その文

*39　階層的コーディングで行った小さく区切りまとめ上げていく作業を飛ばし，いきなりカテゴリーレベルの抽象的な概念にするということです．

*40　**説明力の弱いキーワード**
グラウンデッド・セオリーでは，この説明力の弱いキーワードを補強することが分析結果の信頼性を強くすることにつながると強調しますが，解釈的現象分析では，深追いすることなく削除してしまいます．理論を構築することを前提としている分析方法との大きな違いです．

*41　**研究者の主観**
質的分析を行っていると「あれ？　そうなの」ということに出あうことがあります．こういう場面に出くわしたら，皆さんの分析前の考えや先入観は潔く捨ててください．これこそが，質的研究の「発見されていないことを見つけだす」という本来の姿であり，質的研究を行う魅力の1つでもあります．第Ⅱ章【量的研究・質的研究　どちらを選ぶ？】で，質的研究は仮説に基づかないと述べました．確かに理論や仮説から出発するものではないのですが，皆さんの考えや先入観は完全に分析から排除できるでしょうか？　常に皆さんの主観を感じながら分析を行いつつ，逐語録の声に耳を傾けてください．

*42　**談話分析と健康科学**
談話分析は，「自然ななかでの会話」を分析対象とします．自然ななかでの会話を許可なく録音することはできませんので，研究で談話分析を使用する場合は逐語録に頼ることがほとんどです．健康科学の分野では，医療者と患者との会話や健康行動に対するとらえ方などに応用されています（興味のある人は章末の参考文献を参照してください）．

脈のなかでどのような機能を果たしているか」が主となります．言い換えれば，談話分析においては「調査対象者の言葉は現実を投影したものではなく，社会的な状況（＝社会とのかかわり）によって意味が再構築される」と考えます．たとえば，患者の家族が「自宅でのリハビリは難しい」と話している場面が，①医療者との会話の場合，②兄弟との会話の場合とでは，意味あいが違ってきます．①の場合は，医療者に対する家族の不満かもしれませんし，その結果，リハビリのメニューの見直しがされるかもしれません．②の場合は，家族が手伝いをしない兄弟を責めているのかもしれません．その結果，さらに兄弟からの支援がなくなってしまったかもしれません．したがって，家族がどのように言葉を使って，医療者，あるいは兄弟と交渉し，自身の状況をうまく打開したか，あるいはできなかったかということに注目します．次の図を見てください．ここでは，Gill[6]の談話分析の方法を紹介します．

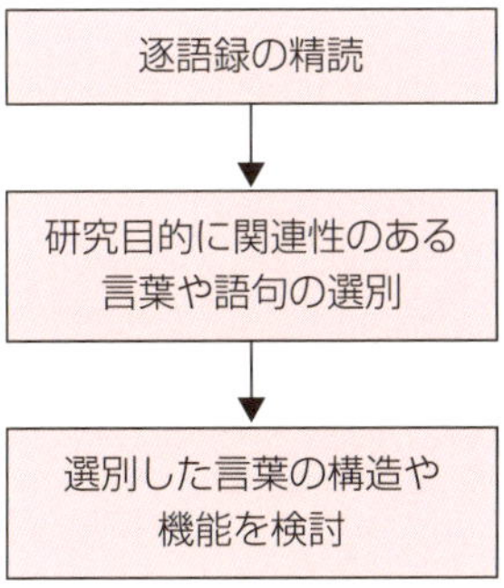

逐語録を精読します．この際には，コーディングや分析ということを考えずに読み込んでいきます．そして，皆さんの研究目的に関連性がある言葉とそうでない言葉とを区別します．「間接的に関連していると思われる言葉」や「何となく関連していると思われる言葉」も「関連性がある言葉」としてコーディングを行います．

次に，抜きだした言葉が，その文脈のなかでどのように機能しているかについて検討します．次の３点，

①何かを解決するために発せられた言葉はあるか

②矛盾する言葉はあるか

③ある言葉の機能について暫定的な仮説をたて，逐語録全体でその仮説が有効であるか

に注目しながら言葉の機能について考えてみましょう．そして，皆さんが「なぜこの言葉をそのように読んだのか」と自問しながら分析を行うとよいとされています．

分析結果の信頼性を高めるためには

結果の信頼性を高めるために，さらにいくつかの作業を行いましょう．第Ⅱ章のMEMO（20ページ）で「研究結果を評価する指標は共通か？」という議論についてふれました．それを再度振り返ってみてください．一般的な質的研究の質を測る指標があげられています．ここでは，「実際にはどうやるの？」という視点から述べていこうと思います．次の表を見てください．繰り返しになる部分もありますが，実際には何をするのかについてまとめました．

- ラベル名・カテゴリー名・テーマ名の明確な定義づけを行う
- 分析過程とその結果について，研究者内の一貫性を検証する
- 第1分析担当者以外が，個別に分析過程とその結果を検証する
- 抽出されたカテゴリー名・テーマ名に含まれている「概念」について，他の研究者と討議する
- 抽出された結果と既存理論・先行研究とに一致性があるかを考察する

ラベル名・カテゴリー名・テーマ名の明確な定義づけの必要性についての理解は，大丈夫ですね？　第Ⅵ章のMEMO【重複して分析してはだめ！～排反の法則～】（83ページ）で述べましたので，忘れてしまった人は，もう一度読み返してください．さらに，ラベル名・コーディング名・テーマ名への明確な定義は，研究者内の一貫性の検証にも役立ちます．研究者内の一貫性の検証では，1回目の分析終了から2週間ぐらい後に，何も印のついてない逐語録を使用して，1回目と全く同じ方法で再度分析を行います．1回目と2回目のコーディングブックのなかにあるラベル名・カテゴリー名・テーマ名の定義を比較すれば，どこに相違があるかが明らかになります*43．異なる点があれば必要に応じて修正を加えます．

次に，自分で検証作業を行った後に，皆さんの指導的立場にいる人，共同研究者，質的研究に精通している人に協力してもらいましょう．その際には，相手の人に逐語録を一読してもらったうえで，分析過程をさらってもらいます．その後，抽出された結果に関してお互いに話しあいをしましょう．ここで重要なことは，抽出されたテーマ名に含まれている「概念」がお互いに納得できるものかに注目することです．この点においても，きちんとした定義づけが必要なのです．分析技術の高い人が複数で同一の逐語録の分析を行っても，抽出される

＊43　**研究者内の一貫性**
自分のなかで一貫性がないものを，第三者に納得させることはできません．ですから，再度分析を行うのは苦痛ですが，自分の分析が一貫性のあるものかどうかの検証を行いましょう．

ラベル名・カテゴリー名・テーマ名は同一にはなり得ません[3]．テーマ名の定義とその「概念」がお互いに同意できるものであるかどうかに焦点を当てて話しあいましょう．その後，テーマ名を端的に表す表現方法について話しあいます．

最後に，一番難しい部分かもしれませんが，皆さんの結果と既存理論や先行研究との比較を行います．もちろん，質的分析は仮説や理論に基づく分析手法ではありません．しかし，調査対象者の行動（感情・情動・態度・認知など）にある一定の規則性があるとしたら，すでに発表されている理論や先行研究結果と一致するかもしれません．あるいは，皆さんの研究により，それらと一致しない部分が発見されているかもしれません．いずれの場合も，「知」の蓄積に貢献することに変わりはありません．皆さんの結果は,「ああ，やっぱりそうだったか」ですか？　それとも,「えっ，そうだったの？」ですか？　研究者の見方や価値観が変わる結果が得られたかどうかが信頼性を高める方法だと提案している人もいます[7]．皆さんの結果のなかに新しい発見があったかどうかも検討してみましょう.そして,それが第Ⅰ章で行った文献検索でカバーされていない「概念」であれば,再度,文献検索を行い関連する先行研究があるかどうかの確認をしてください*44．

質的分析を解釈しよう！

質的分析，お疲れ様でした．質的分析はまさに「生みの苦しみ」です．皆さんの手元には，きれいにまとまった結果があるかと思います．さて，その結果をどのように使いますか？「疲れたので，しばらく棚に寝かしておく」「指導してくれている先生の所へ持っていく」「数日後が所属学会の抄録締め切りだから提出する」といろいろな声が聞こえてきそうですね．「疲れたので，しばらく棚に寝かしておく」と考えている人は，数日後には戻ってきて，これから述べる作業を行ってください.「指導してくれている先生の所へ持っていく」と「抄録締め切りだから提出する」人は,引き続き一緒に作業を行いましょう.

次の表を見てください．どのような点に注目しながら，質的分析を解釈したらよいのかをまとめました．

■質的研究のデメリットをきちんと認識していますか？
■質的分析の過程は明確であり，第三者を納得させられますか？
■皆さんの結果から，どのような臨床的な提言ができますか？
■皆さんの結果は，「知」の蓄積にどのような貢献ができますか？

＊44　**先行研究結果や既存理論との一致性**
冒頭で,「記述的な結果のまとめから,もう一歩踏み込んだ結果のまとめ」という話をしました．既存理論や先行研究との比較を行うことが，記述的な結果のまとめからの脱却だといえます．

まず，質的研究のデメリットについて思いだしてみましょう．そのデメリットを補う量的研究を用いなかった理由を，研究目的と照らしあわせて考えてみましょう．皆さんが知りたかったことが，調査対象者の経験や主観的な意味であり，結果の一般化より特定の人物のよりよい理解に重きを置いている場合，質的研究は適していたといえるでしょう．

次に，質的分析の透明性について考えていきましょう．逐語録のコーディング過程はすべて記録されていますか？　その過程と質的分析により抽出されたテーマ名は，繰り返し分析を行っても同じ結果でしたか？　そのテーマ名は，逐語録の内容を適切にいい当てていますか？　第三者により，分析過程をすべて検証してもらい，結果について討議しましたか？　皆さんが選んだ質的分析は，研究目的に適したものでしたか？　このような点をよく検討してください．

そして今一度「どうして研究をしようと思ったのか」について思いだしてください．第Ⅰ章【研究目的を設定しよう！】で作成したメモを見返してみてもよいでしょう．皆さんが臨床現場で直面していた問題は何でしたか？　皆さんの結果で，その問題を解決することができますか？　直接的，あるいは間接的に，その問題を解決する方法を提案することができますか？　このような視点で，もう一度結果を眺めてみてください．そして，皆さんが考える提案を，箇条書きにしてみましょう．実現可能性の高いもの，あるいは緊急性の高いものから順に並べ替えてみます．

最後に，「知」の蓄積という観点からみて，皆さんの結果はどのような貢献ができるでしょうか？　既存の概念・臨床実践・理論などにどのような影響を与えることができるでしょうか？　今までだれもがそう信じて行ってきたことが，実は違っていた，先行研究で報告されている結果と似たような結果が得られた，など考えてみてください．

分析ソフトを活用しよう！

1．質的分析ソフトの利点

統計ソフトに比べて，質的分析ソフトの普及率はそれほど高くないように感じます．学会発表や論文でも質的分析ソフトの利用はあまり見かけません．88 ページで示したように，質的分析は手作業で十分でき，記録方法を工夫すれば，質的分析に特化した高価なソフトは必要がないかもしれません．また，分析方法とその手順をきちんと明示しておけば，論文投稿時に，何の質的分析ソフトを使用したのかと聞かれることもありません．しかし，カード式や Excel を利用してのデータの管理には限界があります．10 人程度の逐語録であれば，それらを使用しての管理は可能です．しかし，グループ面接や調査対象者数が比較的多い研究については，文字テキストデータの体系的な管理は難しくなります．質的分析ソフトの利用により，記録漏れやコーディングの重複などの人為的なミスを減らし，分析過程をさらうことが容易になります．さらに，体系的なデータと結果の管理により，分析過程の透明性が増し，研究の質の向上にもつながることでしょう．

多くの質的分析ソフトは，外部データとして作成した逐語録の取り込み，テキストの直接入力，ラベル・カテゴリー・テーマ名ごとの呼び出し，それらの関係性の図表化などが行えます．質的研究関連の学会で講習会などが行われることもありますので，参加してみるとよいでしょう．

2. どのようなソフトがあるか

質的分析ソフトはかなりの数がありますが，日本語に対応しているソフトはあまりありません．英語対応ソフトなどでも，日本語の逐語録を取り込むことはできますが，文字化けしてしまったり，うまく作動しなかったりすることが多いので，日本語対応ソフトの利用をお勧めします．下の表を見てください．日本語に対応しているソフトをいくつかご紹介します．

質的分析ソフト名	問いあわせ先
QSR NVivo	http://www.hulinks.co.jp/software/nvivo/
ATLAS/ti	http://www.unipos.net/software_qda.htm
MAXQDA	http://www.unipos.net/software_qda.htm
QCA	http://park 18 .wakwak.com/˜mdai/qca/resource/bestpractices.html

少しだけ，どのような画面なのかを覗いてみましょう．QSR NVivo の例を次にあげます．

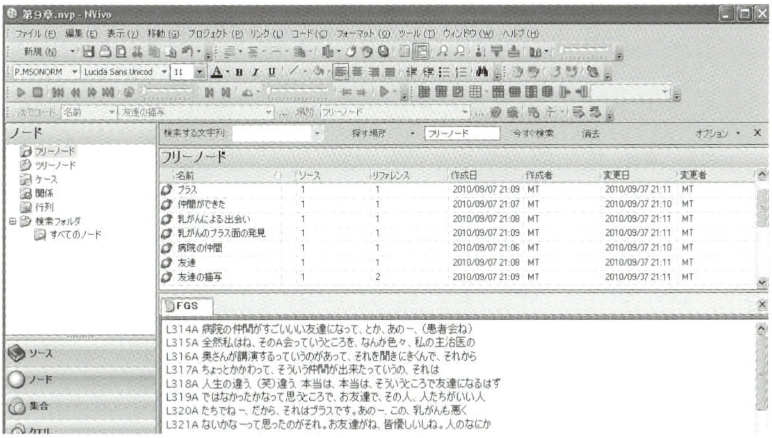

統計ソフトは，Excel に代表される表計算ソフトのような見た目ですが，前ページの図の質的分析ソフトは Word のようですね．では，図の「ファイル」から始まるメニューバーを見てください．何かに気がつきましたか？「分析」という項目がありません．これが，統計ソフトの機能と大きく異なる点です．統計ソフト，たとえば SPSS では，記述統計から複雑な統計手法までが「分析」という項目に含まれています．自分に必要な分析手法をそこから選択して，独立変数・従属変数などを指定すると，SPSS が自動的に結果を出してくれる（統計解析の正しい理解がなくても何かしらの結果を得られる）わけです．一方，質的分析ソフトには分析の項目がありませんから，【質的分析の行い方】（109 ページ）で述べた分析方法を選択して何かしらの結果を得ることはできません．コーディングおよび分析方法をきちんと理解して，機械まかせにせず，自分自身で分析を行うような仕組みになっています．

［引用文献］

1) Berelson B.: Content analysis in communication research. Free Press, 1952
2) Fleiss JL.: Statistical methods for rates and proportions. (2nd ed). John Wiley & Sons, 212-225, 1981
3) Boyatzis RE.: Transforming qualitative information ; thematic analysis and code development. Sage Publications, 1998
4) Strauss A, et al.: Basic of qualitative research ; techniques and procedures for developing grounded theory (2nd ed). Sage Publications, 1998
5) Smith JA, et al.: Doing interpretative phenomenological analysis. In : Murray M et al. (eds), Qualitative health psychology ; theories and methods. Sage Publications, 1999
6) Gill R: Discourse analysis ; practical implementation. In : Richardson JTE (ed), Handbook of qualitative research methods for psychology and the social sciences. BPS Books, 141-158, 1996
7) Merrick E. : An exploration of quality in qualitative research ; are “reliability” and “validity” relevant? In : Kopala M, et al. (eds), Using qualitative methods in psychology. Sage Publications, 25-36, 1999

［参考文献］

・中村好一：医療系のためのやさしい統計学入門．診断と治療社，2009
・Armitage P, et al.（著），椿美智子，他（訳）：医学研究のための統計的方法．サイエンティスト社，2001
・Armitage P, et al. : Statistical methods in medical research (4thed). Wiley-Blackwell, 2001
・内田治：すぐわかる SPSS によるアンケートの調査・集計・解析（第 4 版）．東京図書，2010
・Krippendorft K（著）：椎野信雄，他（訳）：メッセージ分析の技法－「内容分析」への招待－．勁草書房，1989
・川喜田二郎：発想法－創造性開発のために－．中央公論新社，1984
・Greenhalgh T, et al. : Narrative based medicine ; dialogue and discourse in clinical practice. BMJ Books, 1998
・Ville I, et al. : Self-representations and physical impairment ; a social constructionist approach. Sociol Health Illn 16 : 301-321, 1994
・Lupton D : Risk as moral danger. the social and political functions of risk discourse in public health. Int J Health Serv 23 : 425-435, 1993

第Ⅷ章
研究を発表しよう！

研究成果を公に発表する場として，学会発表や論文発表があります．皆さんが研究成果を発表すれば，それについて他の研究者からフィードバックがもらえます．有益な情報がもたらされることが多いので，積極的に発表しましょう．抄録の書き方から学会発表の申し込みまでは，詳細は章末の参考文献に譲るとして，この章では，学会発表で使用するスライドづくりや話し方，論文投稿について概略を述べます．最後の仕上げです．一緒にがんばりましょう！

A　学会で口頭発表しよう！

スライドをつくろう！

1. 使用可能機器と発表時間の確認

学会の口頭発表の会場には，パソコンが設置されています．皆さんがPowerPointなどで作成したスライドをそのパソコンに取り込み，それをスクリーンに映しながら発表を行うのが一般的です．どのオペレーションシステム（OS）が使えるか，どのバージョンが使用可能か，どのような記録メディアが使えるのかについては事前のプログラムなどで案内があるので，しっかりと確認してください*1．また発表時間ですが，多くの場合1人あたりの持ち時間は，7～15分，質疑応答は2～3分ですが，学会によって異なります．皆さんの発表時間と質疑応答の時間も事前に確認しましょう．

2. PowerPointでスライドづくり

口頭発表の場合，多くの人がスライドを読みながら皆さんの話を聞くので，視覚に訴える*2スライドづくりが大切です．また，時間配分にも気を配りましょう．スライド1枚に費やせる発表時間は1分ぐらいです．ですから，10分の発表であれば，10枚前後作成します*3．次の表を見てください．スライドの構成とその内容をまとめました．

スライドの構成

1.	演題名・研究者氏名・所属	学会発表申し込み時の演題名・皆さんの氏名（共同研究者氏名）とその所属
2.	研究の背景	第Ⅰ章で実施したことを明確にまとめる ・問題提起（臨床現場での問題点） ・先行研究（皆さんが作成したExcel表を参照）から明らかになったことを示す ・明らかになっていない点・足りない点を指摘 ・皆さんの研究の必要性を強調 ・その方法で，何が（どんな効果が）期待できるのかを示す
3.	方法	第Ⅲ章で構造化した研究計画書の一部を抜粋する ・研究デザイン ・調査対象者 ・データ集積方法 ・調査期間 ・独立変数と従属変数（研究課題） ・質問紙の名称 ・統計解析手法または質的分析法 ・倫理的配慮

（つづく）

*1　このように確認しても，うまく作動しないことはあります．多くの場合，機器類の調整を行ってくれるスタッフが会場にいますが，発表前のトラブルは避けたいですよね．後述のPowerPointのアニメーション機能は使えなくなってしまいますが，万が一に備えて，私はPDFファイルでも持っていくようにしています．

*2　PowerPointにはアニメーションとよばれる機能があります．画面の下の方から文章が現れるなどの動きを出す機能です．異なる動きをするものを多用するのもいかがなものかとは思いますが，アクセントとして使用するとよいでしょう．

*3　口頭発表の後には，必ず質疑応答があります．聞き手からの質問や司会者からの質問に皆さんはうまく対処しなくてはなりません．想定可能なすべての質問に対処できるように，補足説明のスライドを用意するとよいでしょう．口頭で即答しにくい内容，たとえば統計解析手法や質的分析法で突っ込まれそうな事柄や詳細な結果などについて作成しておくとよいでしょう．

（つづき）

4.	結果	第Ⅵ章・第Ⅶ章で行った「分析結果」を視覚的にまとめる ・調査対象者の特性 ・統計解析結果を図表化（質的分析結果を図表化・テキスト化）
5.	考察	第Ⅶ章で行った「結果の解釈」をまとめる ・制限（研究手法のデメリット・サンプリング方法など）を示す ・「2．研究の背景」で提案した期待される効果は認められたか ・臨床現場への応用は可能か ・今後の研究の方向性とは

次に，各スライドの見出しや本文のフォントサイズを決めましょう．あまり小さくしてしまうと，会場の後方の人は読むことができません．また，本文の文字数が多すぎても読むことができません．必要最低限の要点だけを箇条書きにすることを心がけ，見出しや本文のフォントサイズを大きめに設定しましょう．見出しのフォントサイズは26前後，本文のフォントサイズは20前後にするとよいでしょう．

スライドの背景に色をつけたり，画像を入れたりするのは皆さんの好みです．会場の照明との関係もありますが，背景色を群青色にすると，反射して文字が読みにくい場合が多いようです．2メートルぐらい離れた場所から作成したスライドを眺めて，どのように見えるか確認するとよいでしょう．

どのように話すとよいか？

口頭発表の持ち時間は非常に少ないので，あれもこれも話そうとせずに，的を絞ってポイントだけを話すようにします．たくさんの情報をもらっても，聞き手は消化不良を起こすだけです．さらに制限時間を超えないように発表を行うのが，口頭発表でのマナーです．これを踏まえたうえで，どのように話すとよいかについて考えていきましょう．

1．関心を引く[1)]

発表会場に，皆さんと全く同じ研究テーマで調査を行っている人が何人いるでしょうか？　ある疾患の患者を調査対象者とするとき，その疾患や問題点に対する知識と理解は，聞き手の専門分野により差があると思われます．その知識と理解の差を確認したり，聞き手の関心を引いたりするために，「○○は何が問題なのでしょうか？」「このような問題に直面したことがある人はいますか？」などと，疑問を投げかけてみるとよいでしょう．

2. 聞き手に目を配る

発表用の原稿を用意するかどうかについては賛否両論がありますが，原稿を読みあげることに夢中になり，下を向いて話し続けるのはやめましょう．常に，「聞き手に聞かせる」という姿勢が大切です．聞き手の一人一人とアイコンタクトをとることは難しいかもしれませんが，話しながら発表会場を見回してみましょう．反応のよい人，メモを取っている人，渋い顔をしている人など聞き手の反応が瞬時にわかります．その反応を怖がることはありません．聞き手からみれば，悠然と会場を見回しているあなたの姿は自信と余裕であふれています．

3. 大きな声でゆっくりと，強弱をつけて話す

時間的な制約があるとはいえ，文字どおり「流れる」ように話すのはやめましょう．早口でしゃべると声も小さくなりがちです．発表が終わった後，何がポイントだったかさえもさっぱりわからない発表になってしまいます．これでは聞き手の記憶には残りません．発表用の原稿を作成するのであれば，1文を短く作成します．そして，皆さんが「ここは強調したい」という部分に印をつけ，ゆっくりと話すように心がけます．スライドを見てもらえば簡単に理解できる部分に関しては，ポインターを使いながら「このようにしました」と軽くふれるだけでもよいでしょう．発表のなかで強弱をつけることが大事です．

質疑への答え方

質問を受けた場合には，どのような質問であっても「ご質問ありがとうございます」や「貴重なご意見ありがとうございました」とお礼を述べましょう．反対意見や批判的な意見をいわれても感情的になってはいけません．過度に防御的になってもいけません．これを踏まえたうえで，どのように答えるとよいかについて考えていきましょう．

1. 質問内容を把握し，的確に答える

質問されたことに対して，的を射た回答をすることが大事です．もし，質問が長く要領を得ない場合には，「○○ということですか？」「もう一度言ってください」と確認します．それでもわからない場合は「言い換えてください」と聞き返してみましょう．質問の途中で答え始めることはご法度です．質問者の意図とは異なる回答になる可能性が大です．質問は最後までしっかり聞きましょう．

2. 「はい」「いいえ」を先に，理由や説明は後で

質問に対して「はい」「いいえ」で答えられるものであれば，先にそう答えましょう．理由づけや説明は後からつけ加えるほうが質問者をいらだたせません．

3. わからないことは認める

想定外の質問をされることがあります．頭のなかが真っ白になっ

て，しどろもどろにならないようにしましょう．「今後の研究に活かします」「今後再分析します」などと答え，新しい知識を質問者から得てください．

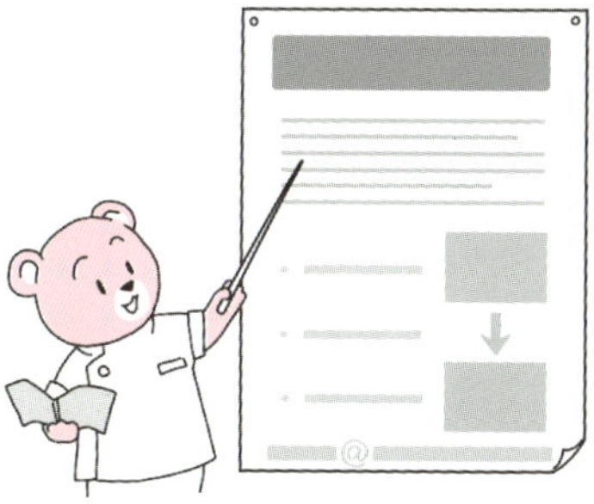

B　学会でポスター発表しよう！

学会のポスター発表では，所定の場所に，所定の時間，ポスターを掲示することが求められます．学会によっては，個人の発表時間が設けられていたり，会場にとどまらなくてはいけない時間が決められていたりいます*4．これらも事前のプログラムなどで案内があるので，しっかりと確認してください．また，掲示するパネルの大きさによりポスターのサイズも決まっているので，事前に確認しましょう．

*4　発表者が持ち時間にポスター前に在席しているかを学会運営スタッフが確認する場合があります．そこでの確認によって，学会発表を行ったことを認めるとする方針の学会もあります．

効果的なポスターのつくり方

口頭発表のスライドづくり同様，PowerPointなどで作成します*5．口頭発表と異なる点は，他のポスターのなかに埋没させないように際立たせることです．さらに視覚に訴えるように次の点に注意して作成します．

*5　ポスター出力専門の業者に依頼して1枚のポスターに出力する場合は，PowerPointの用紙設定はポスターサイズにします．予算の関係からこの方法が難しい場合には，PowerPointの用紙設定をA4サイズとして，口頭発表と同様に必要枚数のスライドを作成します．写真用の光沢紙を使って出力し，見栄えのよいように配置すれば，きれいなポスターの完成です．背景をカラーにしたい場合には色紙を使うとよいでしょう．

1．内容の簡素化

構成や内容は口頭発表と同じですが，説明文を極力減らし簡潔にします．たとえば，122ページの表「スライドの構成」の「2．研究の背景」は，臨床現場での問題点だけにしぼり，「4．結果」は，主となる結果だけを示します．皆さんが伝えたいメッセージだけを取りあげるとよいでしょう．

2．さらなる視覚化

一目でどこに何が示されているかわかるように，各セクション（見出しとその内容）を枠で囲ったり，各セクションのつながりを矢印で示したりします．また背景に色をつけたり，画像を挿入したりして際立たせるのがよいでしょう．会場の大きさやパネルの間隔にもよりますが，見出しのフォントサイズは32前後，本文のフォントサイズは28前後にします．そして，あまりに複雑な図や表になってしまわない限り，結果は図表化します．最後に，強調したい箇所は太字にしたり，下線を引いたりします（両方使う必要はありません）．

量的研究の結果は，図表化するのが一般的ですが，質的研究は図表化もテキスト化*6もすることができます．次ページの図を見てください．左側にポスター全体のイメージ[2)]，右側に各手法の結果部分を示しました．

*6　皆さんが発表をする学会には，ある種の「作法」があると思います．質的研究の結果発表における「作法」が，「カテゴリー（テーマ）名がいくつ抽出された」「各カテゴリー（テーマ）名は表のとおり」という発表の仕方かもしれません．本章で紹介するテキスト化は，私が通常行っているやり方であり，1つの提案です．

学会発表用ポスター

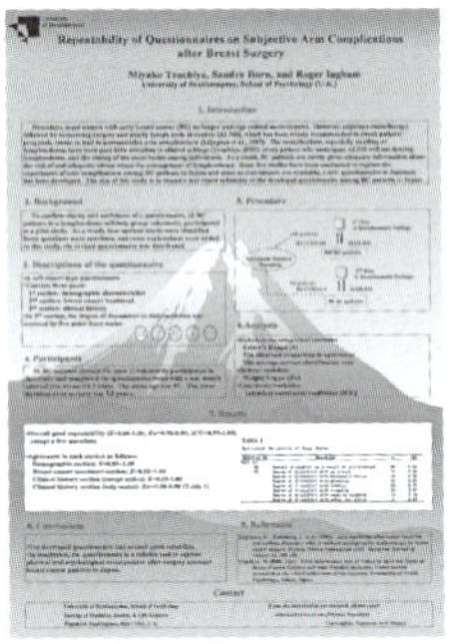

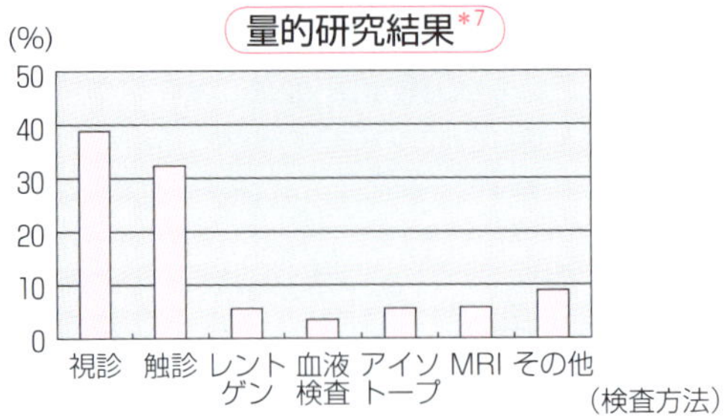

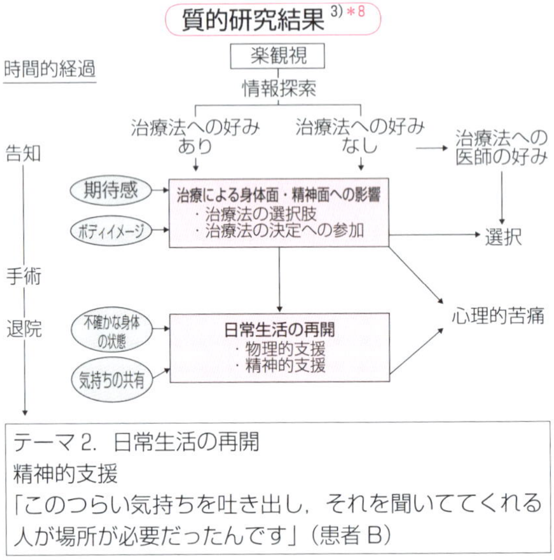

3. 連絡先を入れる

余白部分に皆さんの連絡先（電子メールアドレス）を入れておくとよいでしょう．席をはずしているときに訪れた人でも，後日皆さんに連絡を入れることができます．

どのように話すとよいか？

個人の発表時間が設けられている場合の注意事項は口頭発表と同じです．自由形式の発表であれば，もう少しリラックスした環境で話をすることができるでしょう．ポスター発表で大事なことは自主性と積極性です．少しでも自分のポスターを眺めている人がいたら，「説明させてください」と言ってきちんと説明しましょう．ポスターに示されていることは必要最低限のことです．それを口頭で補い，筋道を立てて説明します．くれぐれも「そこに書いてありますよね」という態度では臨まないでください*9．皆さんの説明の練習にもなりますし，有益な情報がもらえるかもしれません．

質疑への答え方

個人の発表時間が設けられている場合でも，自由形式の発表でも，

*7　付録3の質問3（4）aの質問項目を集計した結果を示しました．
〔図の解説〕
リンパ浮腫と診断された90名に対して集計を行いました．その診断方法は，視診が38.9％と一番多く，次いで触診の32.2％でした．画像診断である，レントゲン・アイソトープ・MRIは使用されているものの，それぞれ5％前後，あるいはそれ以下であることが明らかになりました．

*8　付録4の逐語録を用いて，第Ⅶ章で述べたグラウンデッド・セオリーで分析した結果を示しました．研究目的は「乳がん告知から調査実施時までの患者のニーズに合致しなかった医師からの情報提供について明らかにすること」でした．
〔図の解説〕
一番左の矢印は時間的経過，四角内の太字はテーマ名，四角内の「・」で始まる語句がサブカテゴリー，楕円形はテーマ名を説明するサブカテゴリーを示しています．
乳がん告知から手術までの期間において，調査対象者のニーズに合致しなかった情報は**治療による身体面・心理面への影響**に関することでした．乳房の異変について情報探索を行った調査対象者の多くが，診察を受ける前に「もし，乳がんだったらこの治療方法が望ましい」という治療方法への好みを持っていました．その**期待感**や「できるだけ乳房を残したい」という**ボディイメージ**維持への希望により，**治療法の選択肢**の提示や**治療法決定への参加**の機会が十分でないと不満に思ったり，**心理的苦痛**を受けたりすることが明らかになりました．
そして，退院後から調査実施時までの期間において，調査対象者のニーズに合致しなかった情報は**日常生活の再開**でした．再発や上肢の不具合などを含めた**不確かな身体の状態**や**気持ちの共有**への渇望により，リハビリ

MEMO

ポスター（A４サイズ）は複数用意しよう！

発表当日までに，ポスターのA４サイズのミニチュア版を複数用意することをお勧めします．当日は，クリアファイルのなかに入れ，ポスター掲示のパネルに吊るします．できれば，見やすいところに吊るしましょう．「どうしても他の発表を聞きにいきたい」「他のポスターも見ておきたい」と自分の持ち時間が終了すれば，持ち場から離れることもあります．また，熱心に話を聞いてくれる人と話し込んでしまうこともあります．この間は，皆さんの研究に関心を持ってくれている他の人とは話すことができません．このようなことを考慮して，ポスターのミニチュア版を吊るしておくと，興味のある人は持っていってくれます．ポスターのなかに皆さんの連絡先を入れてあるので，名刺代わりにもなります（以前，私が不在時にポスターのミニチュア版を持っていかれた方は，ご自身の名刺を置いていかれました！）．さらに，ポスター発表に訪れた人にも配布ができます．最近では「ハンドアウトありますか」と聞かれることも多くなってきたように感じています．

注意事項は口頭発表と同じです．自由形式のポスター発表のほうが，聞き手とのやりとりは盛んに行われます．その分，いろいろな角度からの質問が投げかけられます．補助資料として，ポスターに示されていないデータ結果や質問紙・インタビューガイドなどはファイルして手元に置いておきましょう．また，口頭で説明することが難しいと感じるものについても資料を用意しておきます．それらを使いながら質疑に答えましょう．

などの**物理的支援**や**精神的支援**を必要としていることが明らかになりました．そして，これらの機会が十分でないと，**心理的苦痛**につながることも明らかになりました．

＊9　よくポスターの横にじっと立っている人をみかけます．もったいないなあと個人的に思います．自分の説明力を上げる練習にもなるし，いろいろな意見が聞けて楽しいものです．興味を持って聞いてくれた人とは名刺の交換をしておきましょう．今後，またどこかで会うかもしれませんし，一緒に研究をするようになるかもしれません．口頭発表よりも，ポスター発表のほうがネットワークづくりには適しているかもしれませんね．

C　論文を投稿しよう！

投稿雑誌を選ぼう！

どの雑誌へ投稿するかを正しく見定めることはとても大切です．論文が査読[＊10]を経て掲載されるかは，この選択にかかっています．複数の雑誌への同時投稿は禁止されており，１つの雑誌での審査に数か月かかるので，非採用が続けばたちまち１，２年が過ぎてしまいます．多くの調査研究が学会発表で終わっていますが，学会抄録には研究の全容は記載されませんし，まず引用されることもなく，研究分野では業績リストへの記載さえ求められません．ぜひ論文にしましょう．

まずは投稿雑誌のリストアップから始めます．先行研究や皆さんが引用した文献が数多く掲載されている雑誌が第一選択でしょう．次

＊10　**査読**
投稿原稿は通常２名の査読者（reviewer）とよばれる，その分野の専門家に送られます．査読者から論文内容へのコメントや修正要求とともに掲載の採否意見が編集長に送られ，それをもとに採否の決定がなされます．この論文審査制度を査読とよびます．

に，文献検索でまとめた文献の掲載雑誌です．共同研究者や上司や同僚の意見も聞いてみましょう．

リストから次のことを調べましょう．「発行は毎月か，隔月か，季刊なのか」「発行は学会か商業出版社か」「英語であればどこの国か」「各論文の脚注にある投稿から印刷されるまでの期間」「投稿や掲載は無料か有料か」などです．検索サイトに掲載されているか，IF（impact factor［インパクト ファクター］）*11も調べましょう．投稿論文の採択率も調べることができます．

以上の情報を総合的に検討して投稿順位を決めます．「掲載を急ぐ必要があるか」「所属学会や専門分野の人に読んでほしいのか」「それとも広く多くの人に読んでもらいたいのか」を考慮します．所属学会や専門分野の人に読んでほしいのであれば学会誌，広く多くの人に読んでもらいたいのなら出版社が発行する一般誌になります．権威があり，IF が高く，多くの人に読まれている雑誌へは多くの論文が投稿され，新たな事実や主張を含む質の高い論文でないと却下される確率が極めて高いです．以前は広く読まれている権威ある雑誌への掲載が大切でしたが，今ではキーワードで検索されるので，どうしても業績を上げたいのでなければ，そうこだわる理由も薄れたと思います．

*11 impact factor［インパクト ファクター］
その雑誌の論文が1論文あたり1年間に平均何回引用されるかの数を表します．これが大きいと研究の質が高いかについては多少の議論があります．

雑誌の投稿規定を確認しよう！

論文作成前に投稿規定に目を通しましょう．章末や特定の号のみに掲載されている場合もあります．電子版がある雑誌ではホームページに掲載されています．コピーしておくと便利です．

まず論文のタイプをどう分けているかを確認します．原著論文，資料，総説，編集長への手紙という形式などです．調査研究論文であれば原著ですが，仮説や新事実に乏しいと資料に分類されることもあるので注意しましょう．書きながらでもよいですが，投稿先と方法，カバーレターの宛先と内容（他雑誌へ投稿していない，共著者すべてが内容と投稿先に同意という宣誓文文言），著作権移転（copyright transfer）文書の有無，用紙，抄録を含む論文の形式，引用文献の書式，イラスト（図，表，写真，カラ　などでの指定事項），投稿料の有無，電子投稿があるかないか，あれば Word や PDF フォーマットなどの指定の有無，電子投稿に限っていないかなども調べます．雑誌によっては査読者を自ら推薦したり，逆に忌避したい人を指定することもできます．料金がかかりますが，数か月以内の「至急掲載」が可能な雑誌もあります．

論文の書き方と基本構造は？

調査研究内容の発表論文であれば原著論文です．書き方は日本語でも英語でもほとんど同じです．要素は表題，著者名（共著者ともよぶ），所属，脚注に原則筆頭著者の連絡先，抄録〔要旨，要約（あるいはときにサマリー），本文最後に結語，まとめ，として入る場合も〕，キーワード，緒言（はじめに），方法，結果，考察，謝辞，文献，追記（付録 appendix），利益相反（conflict of interest，研究助成機関や会社との経費・機器提供などの損得関係）の開示（最初のページ脚注に多い）です．

さて，各項目別に書き方を簡単に述べますが，ぜひ実際の論文を傍らに置いて参照しながら読んでください．実際に書く際には章末の文献含む科学論文の書き方の本を参照することをお勧めします．

1．表題（title）

論文の表題は非常に重要です．内容をよく表し，個性があり，耳目を引いて記憶に残りやすく，最近の先端研究のキーワードを含み，科学的で信頼のおける印象を与えるよう工夫しましょう．論文を書き終わってから最後に決めてもいいですが，最初に表題を決め，それに沿って書き進めてもいいかもしれません．字数制限を明記している雑誌もありますが，短いのに越したことはありません．

短くできない場合は，ダッシュ（–）やコロン（：）を使い，2行目に副題を設けるのもやむを得ません．この場合，真理，普遍的事実，新発見，広いテーマ，主張などの後に，説明的，付随的，具体的なことを副題として加えるのがよいでしょう．

最近では「メタボ健診は生活習慣病死亡率を減らさない」のように，動詞を使った文もよく目にします．副題をつければ，「－福岡市での看護師と栄養士チームの失敗例とその教訓－」でしょうか．日本語論文では名詞の羅列になりがちですが，最後に「について」，「の研究」など，抽象的で一般的すぎる言葉は使わないようにしましょう．

2．キーワード（key words）

数個のキーワードを抄録の下に示します．検索用でもあるので，検索データベースがキーワードとして示している単語を使用するのが賢明です．広く検索され，頻回に引用されるよう，同じような意味を持たず，視点が異なる語を並べるほうがよいでしょう．キーワードは基本的には1単語で，名詞を複数連ねた言葉は使用しません．たとえば「面接調査」ではなく，「面接」，「調査」と分けるのがよいでしょう．

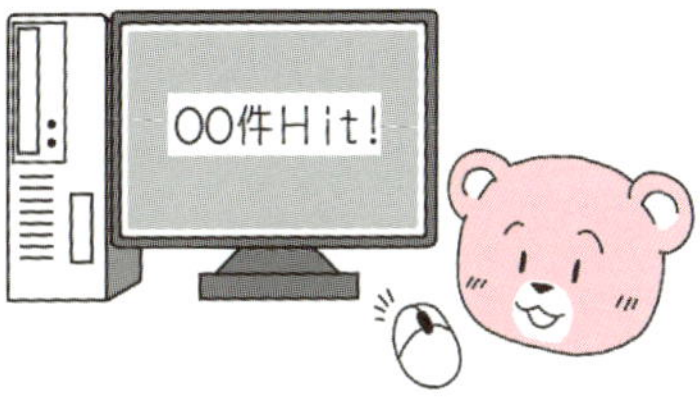

3．緒言（はじめに，introduction）

ふつうは本文を緒言から読み始めるでしょう．したがって，小説と同じく，読む人にさらに読み進めようと思わせ，強い関心をよび起こすものでなくてはいけません．

しかし科学論文です．まず，読み手のレベルにあわせた基本的な予備知識を数行以内で与え，この領域ですでにわかっていること，逆にまだわかっていない点，そして何が問題として残っているかを数行以内で列挙します．そのうえで，この研究では何を目指したのか，新しい点とこの調査研究の重要性を強調します．これらは文献を引用しながらその論拠を示し，観念的，抽象的でなく，できるだけ具体的に事実を述べるようにします．しかし，引用文献は最小限にとどめ，多くを考察に回します．ストーリー性を持たせて読者を引き込めれば最高です．調査研究手法に紹介程度でふれてもいいですが，結果はこの段階では伏せておくほうが賢明です．ミステリーの結末を最初に提示するようなものです．

最初に読まれるからといって最初に書く必要はありません．むしろ方法と結果から書き始めるほうが入りやすいでしょう．

4. 方法（methods）

ここでは，何をどうしたのか，読む人が全く同じようにその調査研究を追試できるよう，詳細に記載します．既存の方法の利用であれば文献を引用し，なぜそれを用いたのか，目的とともに言及します．質問紙や質問項目，検査や測定に用いた道具や機械，装置，薬品など，商標名のみでなく製作・販売会社もわかるようにします．この項のどこかに倫理面での配慮や承認した倫理審査機関，遵守した公表審査基準なども加えます．

対象については性別，年齢やその他の属性，標本はどう選ばれたかとその母集団は何か，不参加者や脱落があればその理由や人数（これは結果に記載しても可）を，場合によってはフローチャートで示します．有効回答率や解析対象数などもここか結果で示します．対象を小項目として分けて記載することもあります．

調査研究では，質問紙の記載や面接の具体的方法，留意した点も明記します．調査期間，無記名かどうか，記載者や被面接者が調査対象者と異なればその関係，質問紙配布および回収方法，実際に要した面接時間なども求められるでしょう．

データ解析をした場合には，その解析手法，解析ソフトの商標名と（　）内に会社名，バージョンなども記載します．

詳細な記載を他の部分より小さい字で段落も最小数にして印刷する雑誌もあります．料理のレシピのように，論理展開もなく事実を淡々と書き連ねる事務的な文章がよいでしょう．

5. 結果（results）

論文の構想を練る最初に，まず結果の図表の数と順序を決め，結果から書き始めると，より取り組みやすくなるようです．必要な場合は写真も加えます．原則モノクロで，カラー写真の場合は通常掲載料金がかかります．当然，図表は論文で伝えるメッセージの基盤，証拠，根拠となるもので論文の核です．十分な吟味が必要です．

雑誌によって多少違いますが，原著論文では図表を3から多くて7，8にとどめます．1論文1メッセージとして，複数あれば，さらに別の論文に書くべきです．図表の大きさが印刷された雑誌に収まるか，掲載論文や投稿規定で確かめてから作成しましょう．

図表の順序は，始めは対象の属性などの記述的データ，そして簡単な解析から複雑な解析結果へと提示していきます．本文での論理的な流れが図表だけでもわかるようにします．タイトルは短く，かつ何の結果かわかるよう具体的な言葉を用い，脚注を含む図表の体裁は投稿規定を参照し，掲載論文の図表に準拠するようにします．

文章は論理展開を明快に示しつつ，簡潔を旨とし，図表の数値や結果を文章では繰り返さず，要点をさし示すにとどめます．ただし，結果の主要部分は図表だけでなく文章でも数値を含め再確認するように記載します．緒言で述べた疑問点が，どのように解決されたのか，読み進めるだけで自然とわかるような記述を心がけましょう．結果の過度の解釈や推測は考察で行い，他の研究結果や文献の引用などはしないのがふつうです．

図表の数値では縦，横の合計，%などに間違いはないか，必ず電卓で足し算，引き算などをして再確認しましょう．結構間違いはあるものです．

6. 考察（conclusions）

考察は最後に書くのがよいでしょう．次ページの表を見てください．どのようなことをどう書くかまとめました．

結果で述べた数値などの繰り返しを極力避け，主要な結果とその解釈から始めましょう．表に示した内容の順に書き進めるのがよいでしょう．2と3の順は入れ替えてもいいですし，（　）で示した小項目を移動させてもよいでしょう．引用文献は過不足なく，総説のように解説記事とならないよう留意し，結果に比べて長すぎることのないよう注意します．

考察で述べる内容

1. **緒言で述べた疑問，論点への回答としての調査結果の提示と説明**
   (1) 結果のどれが疑問に対する回答となっているか
   (2) それを裏づける結果や論理
   (3) 引用文献を示しての補足的な説明と強化
   (4) 想定される批判や矛盾への防御的記述
   (5) この研究内で矛盾する結果がある場合の説明
2. **他の研究や報告との整合性，矛盾はあるか**
   (1) 先行研究結果を簡潔に引用しつつ同様あるいは異なる結果の提示
   (2) これらの解釈と矛盾する場合は考えられる理由
3. **この調査研究での方法上，解釈上の限界は何か**
   (1) 計画できなかった，あるいは実際に実施できなかった方法
   (2) そこから想定される結果の解釈と適用，活用上の限界と注意点
   (3) 仮定や条件設定の正当性あるいは不確実性
   (4) 今後どのような研究を行えばその解決が望めるか
4. **この研究の新規性，位置づけと展望**
   (1) この研究の独創的な点
   (2) 予想外の発見があればその内容と今後の扱い
   (3) この研究のこの分野での位置づけと貢献面
   (4) この結果から今後行うべき研究の提言

7. 抄録（abstract）

投稿規定と掲載論文の抄録を参考にします．字数制限があり，日本語で 200 ～ 400 字，英語で 200 ～ 250 語くらいです．研究を行った背景，目的をそれぞれ 1 ～ 2 文で，方法を数文，結果の主要部分を数文，結論を 1 ～ 2 文，いずれも短い文でエッセンスを簡潔に書きます．抽象的表現は避け具体的に，必要な情報が漏れないよう留意します．日本の雑誌の多くは英文抄録を求めています．

最近は各構成を見出しとした構造化抄録（structured abstract）が主流となっています．背景（background）あるいは目的（objectives），方法（methods），結果（results），結論（conclusions）ですが，研究デザイン（study design）を方法の前に記載することもあります．

その他の留意点

1. 推敲

最初の原稿は，思考や論理の流れが乱れないよう一気に書くのがよいです．無理なら各構成をまとめて書きましょう．書き終えたら，1 ～ 2 週間後に査読者のつもりで批判的に読んでみます．誤字・脱字，変換ミス，わかりにくい表現，不適切な言葉を使用していないか，数値の誤り，論理的破綻，事実と推測の区別，著者の意見か引用かの明記などに注意します．引用文献は原本にあたります．孫引きですと，結構誤りがあるものです．

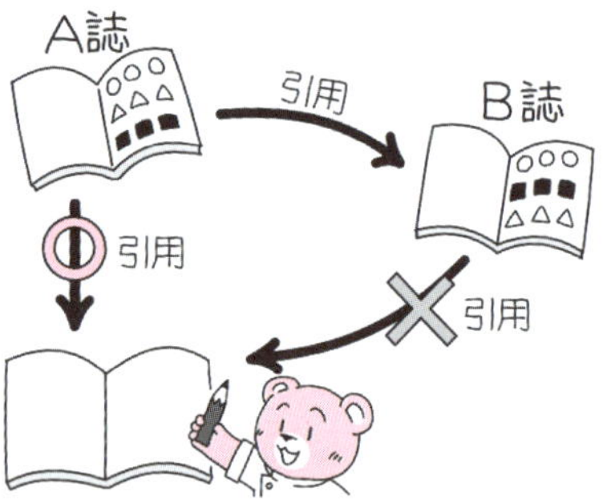

共著者以外の人にも読んでもらうと貴重な意見がもらえます．一般誌であれば専門外の人にも読んでもらいます．十分理解できるか確認しましょう．推敲，推敲，また推敲がよりよい論文へと近づけます．

2．投稿後の対応

原稿が投稿雑誌に不適，あるいは質が不十分だと1か月くらいですが，通常は返事が来るまで数か月かかります．そのまま受理・掲載というケースはほとんどなく，採否と通常2人の査読者の意見が付記されてきます．査読者の意見に沿った修正をして，質問，批判，意見への回答を別紙に記載し，下線などでどのように修正したかが本文でもわかるようにして2か月くらいの間に返送します．再修正，場合によっては再々修正となることもあり，掲載まで1年以上かかることもあります．

掲載可となると，原稿は印刷所に回ります．雑誌によって多少違いはありますが，数か月後に突然，ゲラ刷りが郵送あるいはPDFなどの電子ファイルで送られてきて，通常は2日以内くらいに校正しての返還が求められます．この段階でも図表と文章の数値，引用文献を念入りにチェックしましょう．

雑誌に載ると1～2か月後に掲載通知時に申し込んだ別刷りが郵送されてきます．

D　研究協力者への報告

お世話になった人には報告とお礼の手紙が必要なのはいうまでもありません．企画，計画，実施，まとめ，発表などの段階でさまざまな人の助言，援助，協力があったはずです．状況に応じて，調査終了時，結果がまとまった時点，学会や論文発表前あるいは後，研究終了時など，節目節目にタイミングを逃さず報告とお礼をすると，次の研究へもつながり賢明です．研究助成団体へ詳細な研究報告書を送る必要は通常ないと思いますが，論文の別刷りを送ったほうがよい場合はあります．

調査対象者へも報告と礼状は必要でしょう．調査終了時には必ず，場合によっては学会，論文発表時でしょうか．このとき注意しなくてはいけないのが，郵送の場合の差出人名です．調査依頼時や調査票などを郵送する場合と同様に，調査の内容が推測されるような差出人名，たとえば研究班名や病院や研究所の機関名は避けるほうがよいです．郵便配達者やマンションなどの近隣住民など他人のみでなく，たとえ家族であってもそういう調査が自分に来ることを知られたくない場合も少なくありません．

また，調査対象者への報告で問題となるのは，その人の個別の調査結果を知らせるかどうかです．臨床検査や環境測定などをした場合の結果や，アンケート結果の回答に関して，全体のなかでのその人の位置づけなどです．これらには，研究者が勝手に知らせないほうがよい場合や状況があることも少なくありません．したがって，このような研究調査内容がある場合には，調査の始めの段階，望ましいのは承諾を得る時点などで，個別の結果を知らせてほしいかを尋ねておく必要があります．また，個別でなく，協力機関や団体への結果報告では，個別ほど神経質になる必要はありませんが，送付前に問いあわせるなどしたほうがよいでしょう．

［引用文献］
1）小林康夫，他：知の技法－東京大学教養学部「基礎演習」テキスト－．東京大学出版会，1994
2）Tsuchiya M, et al.：Repeatability of questionnaires on subjective arm complications after breast surgery. Abstract of the 28th International Congress of Psychology；2004 Aug 8-13, Beijin, China, Psychology Press, 2004
3）Tsuchiya M, et al.：Au exploration of unmet information needs among breast cancer patients in Japan；a qualitative study. Eur J of Cancer Care 18：149-155, 2009

［参考文献］
・日本病態栄養学会（編）：コメディカルのための論文の書き方の基礎知識．メディカルレビュー社，2010
・Browner WS（著），折笠秀樹（訳）：EBM医学英語論文の書き方・発表の仕方．医学書院，2001

付　録

付録として実際に使用した研究協力の依頼文，同意書，質問紙，逐語録の見本を載せました．

各文書の内容，レイアウトなど，皆さんの調査研究の参考になればと思います．

付録1 研究協力の依頼文（見本：郵送調査用）

平成○○年○月○日

○○○○調査について

〔時候の挨拶〕
私は〔所属機関〕の〔氏名〕と申します．この度は○○○○様のご協力を得て，○○○○様に連絡申し上げた次第です．私は現在，○○の患者さんを対象にした○○についての調査研究を行っております．○○○○様のご意見を伺いたく，アンケート用紙を同封させていただきました．アンケート用紙は，表紙を含めて合計で○○枚あります．すべての質問がご自身に関することですので，難しい問題はありません．所要時間は約 20 分を予定しています．この調査内容にご関心があり，ご協力いただけると幸いです．

この調査への参加・不参加は，ご自由にお決めください．参加を決められた後でも，理由を告げることなく，いつでもとりやめることができます．途中でやめた場合や不参加の場合でも，治療などで不利益を受けることはありません．個人情報の匿名性と機密性は厳守いたします．研究目的以外には使用いたしません．

アンケート用紙への記入方法ですが，1 ページ目にあります「記入例」をよくお読みになり，2 ページ目から順番にご回答ください．ご記入を終えられたアンケート用紙は，記入漏れがないか見直していただいた後，○○週間以内に同封の返信用封筒（切手貼）にて○○○○までご返送ください．尚，アンケート用紙の返信をもって，この調査の目的を理解し，調査への参加に同意くださったものとさせていただきます．

ご質問がありましたら，ご遠慮なく下記までご連絡ください．

研究者の氏名・所属・電子メール・電話・ファックス

（倫理委員会委員長氏名・所属・電子メール・電話・ファックス）

お忙しい中大変恐縮ではございますが，○○○○様のご協力をお願い申し上げます．

敬具
研究者氏名

付録2 同意書（見本：録音記録する面接調査用）

参加同意書

私 ＿＿＿＿＿＿＿＿＿ は，調査参加への依頼について 口頭・文書 で説明を受けました.
（調査対象者の氏名）　　　　　（下線部のあてはまるもの全てに○をつけてください）

私は，以下の点について理解しました.
（理解していれば「はい」に○を，理解していなければ「いいえ」に○をつけてください）

1. この調査の目的は，○○○○○○○です.	はい	いいえ
2. この調査への参加は任意です.	はい	いいえ
3. 調査から得た私の個人情報は，秘密厳守です.	はい	いいえ
4. 結果の公表の際，私の氏名や個人を特定するいかなる特徴をも含みません.	はい	いいえ
5. 私自身の利益を損なったりすることなく，この調査への参加を自由に取りやめることができます.	はい	いいえ
6. 私が話した内容はすべて録音されて，分析後録音テープは破棄されます.	はい	いいえ
7. この同意書の控えを，1部保管することができます.	はい	いいえ

以上から，私はこの調査への参加，および会話内容の録音に同意します.

ご署名 ＿＿＿＿＿＿＿＿　　日付　平成＿＿＿年＿＿＿月＿＿＿日

ご氏名 ＿＿＿＿＿＿＿＿

この調査の参加する者としての権利に関して質問がある場合，また危険にさらされていると感じた場合には，〔所属施設，あるいは倫理審査を行った施設〕倫理委員会委員長に連絡することができます.
〔所属施設，あるいは倫理審査を行った施設〕倫理委員会委員長　連絡先

付録3 質問紙見本

記入日　　平成（　）年（　）月（　）日

1．あなた自身についておたずねします．
以下の質問について，最もあてはまる答えを 1つ だけ選び，該当する番号に○をつけてください．
（　　　　）内には，該当する数字を入れてください．

(1) 性別	1．女性　2．男性
(2) 生年月日	1．大正　2．昭和　3．平成　（　　）年（　　）月（　　）日
(3) 現在の年齢	（　　　　）歳
(4) 既婚歴	1．独身　2．既婚　3．離婚　4．死別

2．あなたの乳がんについておたずねします．
以下の質問について，最もあてはまる答えを 1つ だけ選び，該当する番号に○をつけてください．
（　　　　）内には，該当する数字，もしくは，内容を具体的にお書きください．

(1) いつ乳がんの手術をうけましたか	1．昭和　2．平成（　　）年（　　）月（　　）日
(2) どちら側の乳房に手術をうけましたか	1．右側　2．左側　3．両側
(3) どの術式でしたか	1．乳房切除術　2．乳房温存術　3．わからない 4．その他　（　　　　　　　　　　　　）
(4) 腋窩（えきか）リンパ節切除*をうけましたか	1．はい　2．いいえ　3．わからない

3．あなたの乳がん以外の病歴ついておたずねします．
以下の質問について，最もあてはまる答えを 1つ だけ選び，該当する番号や箇所に○をつけてください．
ただし， 複数回答可 とあるものは， あてはまる答えすべて に，○をつけてください．
（　　　　）内には，内容を具体的にお書きください．

(1) 今までに気持ちの問題で，薬を処方されたことはありますか	1．ある	2．ない
(2) 今までに医師から肥満症と診断されたことはありますか	1．ある	2．ない
(3) 今までに高血圧症と診断されたことはありますか	1．ある	2．ない
(4) 今までにリンパ浮腫と診断されたことはありますか	1．ある	2．ない
→(4) で「1．ある」を選んだ方へ (4) a．医師はその診断のために何を行いましたか 複数回答可	1．視診 3．レントゲン 5．アイソトープ* 7．その他（　　　　　　）	2．触診 4．血液検査 6．MRI
→(4) で「2．ない」を選んだ方へ 2ページの（1） へお進みください．		
(8) 腕の問題により，どれぐらいの不快感がありますか	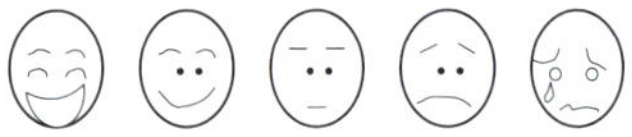	

ご協力どうもありがとうございました！
記入漏れがないかをご確認いただき，同封の返信用封筒にて，ご返送ください．

*：用語の解説省略

付録4 逐語録（見本：個人面接）

L 1 MT　乳がんと診断された時期から本日までの A さんのご体験をお聞きしたいのです
L 2 MT　が，まずはじめに，胸の異変にはどのように気づかれたのですか？
L 3 A　あ，月に一度胸をこう触って，こう，脇の下とか触っていたんです．
L 4 A　そしたらね，ここに〔乳房の外側〕なんか，感じるものがあって．初めは気の
L 5 A　せいかなあって思ったんだけど．数日後に触ってみたらまだあって（笑）．あ
L 6 A　あ，これは確かにあるって．それで，わかったんです．何かしこりがあるぞ
L 7 A　って．
L 8 MT　それからどうされました？
L 9 A　えっと，わりとすぐ病院に行きました．どうせたいしたことないと思って．
L 10 A　いろいろ検査してもらえるからちょうどいいわって（笑）．健康診断みたいな気
L 11 A　持ちで行ったんです．
L 12 MT　どんな検査をしてもらいましたか？　触診とか精密検…
L 13 A　いいえ，いいえ，いいえ，いいえ，触診だけでした．何科に行ったらいい
L 14 A　のか，私わからなくて．どこに行ったらいいのか．それで産婦人科に行った
L 15 A　んですね．で，そこの医者が，こう触って「何ともないかも」って言うんで
L 16 A　すよね．でも念のために検査したほうがいいからって．〔別の病院を〕紹介して
L 17 A　もらって．それで行きました．全部の検査，触診，ええと，レントゲン，
L 18 A　マンモ，だったかな？　ああ！　そうそう，細胞針もやったんだわ．やっぱ
L 19 A　やってない．2つだけ．で，そこの医者ったら「すぐに入院しなきゃいけない」
L 20 A　って言うんですよ．えーって．何の準備もできてない．何の心の準備もでき
L 21 A　てない，ほら，軽い気持ちで，健康診断のつもりで行ったのに，即入院だな
L 22 A　なんて．それだけは嫌だったので，その日は家に帰りました．で，いろいろ

-- 中略 --

L 131 MT　では，退院後についてお聞きしたいのですが．
L 132 A　うーん，私，ここ〔乳房〕取っちゃってるでしょ．何もなしで出歩くことは
L 133 A　できないなって思って．退院後すぐに中に入れるのとブラと両方買いに行きま
L 134 A　した．傷があるから，出歩きたくないなって思っていて．でも今は大丈夫で
L 135 A　す．退院後は，ここがないのに大丈夫かな，今までみたいに外出できるかな
L 136 A　って．でも今も心配なんです．やっぱりこのままいけるのかなって，再発の
L 137 A　こともあるし．私の主治医は，なんで乳がんになったのかっていう説明をして
L 138 A　くれなかったんですね．で，いろいろ調べて，食生活に関係があるんじゃな
L 139 A　いかと思ったんですよ．ですからね，自分のライフスタイルを変える方法を
L 140 A　知りたいと思うんだけど，そんなことは誰も教えてくれなかった．病院の中

-- 続く --

■INDEX■

凡　例

1　各項目の語頭の文字によって，和文(50 音順)と欧文・ギリシャ文字(ABC 順)に大別した．
2　上位概念のもとに下位概念をまとめたほうが検索に便利と考えられるものは‘——’を用いてまとめた．

和　文

あ行

か行

さ行

看護・医療系研究のためのアンケート・面接調査ガイド
―初心者にもできる質問紙・インタビューガイドのつくり方

ISBN 978-4-7878-1837-9

2011 年 1 月 11 日　初版第 1 刷発行
2012 年 8 月 1 日　初版第 2 刷発行
2013 年 8 月 7 日　初版第 3 刷発行
2014 年 8 月 11 日　初版第 4 刷発行
2015 年 8 月 5 日　初版第 5 刷発行
2016 年 7 月 21 日　初版第 6 刷発行
2018 年 4 月 10 日　初版第 7 刷発行
2020 年10月 20 日　初版第 8 刷発行

著　者　土屋雅子，齋藤友博
発行者　藤実彰一
発行所　株式会社 診断と治療社
〒100-0014　東京都千代田区永田町 2-14-2　山王グランドビル 4 階
TEL：03-3580-2750（編集）　03-3580-2770（営業）
FAX：03-3580-2776
E-mail：hen@shindan.co.jp（編集）
eigyobu@shindan.co.jp（営業）
URL：http://www.shindan.co.jp/
表紙・本文イラスト　北川カズナ
表紙デザイン・印刷・製本　広研印刷株式会社